ナースのミカタ
小児看護
知っておきたい53の疾患

編集	
右田 真	日本医科大学小児科准教授
	日本医科大学武蔵小杉病院 周産期・小児医療センター

執筆	
伊藤保彦	日本医科大学大学院医学研究科 小児・思春期医学教室教授
植田高弘	日本医科大学小児科准教授
桑原健太郎	広島市立広島市民病院小児科部長
島 義雄	日本医科大学小児科教授
高木篤史	日本医科大学小児科助教
田嶋(菅野)華子	日本医科大学小児科助教
中島瑞恵	日本医科大学小児科
早川 潤	日本医科大学小児科講師
右田 真	日本医科大学小児科准教授
柳原 剛	日本医科大学小児科准教授
渡邉 誠	日本医科大学小児科助教

(50音順)

医学書院

ナースのミカタ 小児看護
知っておきたい53の疾患

発　行	2013年5月1日　第1版第1刷Ⓒ
	2018年3月1日　第1版第3刷

編　集　右田　真
　　　　みぎた　まこと

発行者　株式会社　医学書院
　　　　代表取締役　金原　優
　　　　〒113-8719　東京都文京区本郷 1-28-23
　　　　電話　03-3817-5600(社内案内)

組　版　明昌堂
印刷・製本　アイワード

本書の複製権・翻訳権・上映権・譲渡権・貸与権・公衆送信権(送信可能化権を含む)は株式会社医学書院が保有します.

ISBN978-4-260-01618-6

本書を無断で複製する行為(複写,スキャン,デジタルデータ化など)は,「私的使用のための複製」など著作権法上の限られた例外を除き禁じられています.大学,病院,診療所,企業などにおいて,業務上使用する目的(診療,研究活動を含む)で上記の行為を行うことは,その使用範囲が内部的であっても,私的使用には該当せず,違法です.また私的使用に該当する場合であっても,代行業者等の第三者に依頼して上記の行為を行うことは違法となります.

JCOPY 〈出版者著作権管理機構　委託出版物〉
本書の無断複製は著作権法上での例外を除き禁じられています.複製される場合は,そのつど事前に,出版者著作権管理機構(電話 03-3513-6969, FAX 03-3513-6979, info@jcopy.or.jp)の許諾を得てください.

はじめに

　これまでの看護の教科書は，机に向かって背筋をピンと伸ばして読む，そんな印象ではないでしょうか。この『ナースのミカタ 小児看護』は，小児医療の現場で日々忙しく働く看護師の皆さんや，これから看護師を目指す看護学生さんが「気楽にゴロッと寝転びながら読める」小児看護の読み物として，読みやすさを第一に編集しました。

　『ナースのミカタ』というタイトルには，多忙な看護師さんの「味方」になりたいという気持ちと，病める子ども達をみる看護師さんに，これまでと少し違った「看方」をしてほしいという気持ちが込められています。

　日本医科大学小児科学教室の若手医師を中心とした執筆陣が，我々のパートナーとして小児医療にあたる看護師さん達と患児の病態の理解を同じくしたい，という気持ちで執筆しました。

　本書では，小児の成長発達や小児の特徴を解説するとともに，小児の主要な53の疾患について，病態，検査，診断，治療を中心に解説しています。患児の症状や病態を記憶にとどめていただくために，図表も多く取り入れました。

　この本が小児看護，小児医療に携わる方々の一助になることを切望いたします。

　最後に，『ナースのミカタ』の名付けの親であり，本書を出版するにあたり多大なるご協力をいただいた，医学書院の品田暁子さんに心から感謝いたします。

日本医科大学小児科准教授
日本医科大学武蔵小杉病院 周産期・小児医療センター
右田 真

『ナースのミカタ 小児看護』 **目次**

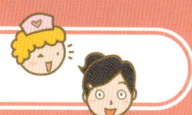

Chapter 1 小児をみるとき,最初に必要なこと … 1

1. 小児の成長発達 …………………………………………… 右田 真 2
2. 小児の栄養 …………………………………………………………… 7
3. 小児の一般状態,バイタルサイン ……………………………… 9

Chapter 2 小児をみるとき,知っておきたい疾患 … 17

1 先天異常 ………………………………………………… 右田 真 18
先天異常の基本 ………………………………………………………… 18
1. フェニルケトン尿症 …………………………………………… 21
2. ダウン症 ………………………………………………………… 24
3. ターナー症候群 ………………………………………………… 26

2 感染症 …………………………………………………… 右田 真 27
感染症の基本 …………………………………………………………… 27

ウイルス感染症
1. 麻疹 ……………………………………………………………… 29
2. 水痘,帯状疱疹 ………………………………………………… 31
3. 風疹 ……………………………………………………………… 33
4. 流行性耳下腺炎 ………………………………………………… 35
5. 突発性発疹 ……………………………………………………… 36
6. インフルエンザ ………………………………………………… 37
7. 伝染性紅斑 ……………………………………………………… 40
8. 伝染性単核球症 ………………………………………………… 42

細菌感染症
9. 溶連菌感染症 …………………………………………………… 43
10. ブドウ球菌感染症 ……………………………………………… 45

3 呼吸器疾患 ……右田 真 48
呼吸器疾患の基本 …… 48
1. 気管支炎, 肺炎 …… 51
2. 気管支喘息 …… 53
3. クループ症候群 …… 56
4. 閉塞性睡眠時無呼吸症候群 …… 59

4 循環器疾患 …… 62
循環器疾患の基本 …… 島 義雄 62

先天性心疾患
1. 心室中隔欠損（VSD） …… 渡邉 誠 67
2. 心房中隔欠損（ASD） …… 70
3. 動脈管開存（PDA） …… 72
4. 大動脈縮窄症（CoA） …… 74
5. ファロー四徴症（TOF） …… 77
6. 心内膜床欠損症（ECD） …… 80
7. 完全大血管転位症（TGA） …… 82

機能的心疾患
8. 不整脈 …… 84
9. 川崎病 …… 89

5 消化器疾患 …… 右田 真 91
1. 急性胃腸炎 …… 91
2. 腸重積 …… 92
3. 急性虫垂炎 …… 96
4. アセトン血性嘔吐症 …… 98

6 腎臓疾患 …… 柳原 剛 99
腎臓疾患の基本 …… 99
1. 糸球体腎炎 …… 102
2. ネフローゼ症候群 …… 107
3. 尿路感染症 …… 110

7 神経疾患 ……………………………………………………………… 112
1. 中枢神経感染症（髄膜炎，脳炎，脳症）……………… 高木篤史 112
2. 熱性けいれん ………………………………………… 桑原健太郎 117
3. てんかん ……………………………………………………………… 121
4. 脳性麻痺 ……………………………………………… 高木篤史 125

8 筋疾患 ……………………………………………………… 右田 真 129
1. 筋ジストロフィー …………………………………………………… 129
2. 脊髄進行性筋萎縮症 ………………………………………………… 136

9 血液疾患，悪性腫瘍 …………………………………………… 137
1. 貧血 …………………………………………………… 植田高弘 137
2. 白血病 ………………………………………………… 早川 潤 144
3. 悪性リンパ腫 ………………………………………… 植田高弘 150
4. 固形腫瘍 ……………………………………………………………… 155
5. 特発性血小板減少性紫斑病（ITP）………………… 早川 潤 161
6. 播種性血管内凝固症候群（DIC）…………………… 植田高弘 163

10 アレルギー性疾患，膠原病 ……………………………… 伊藤保彦 166
1. 若年性特発性関節炎 ………………………………………………… 166
2. 全身性エリテマトーデス（SLE）…………………………………… 171
3. アレルギー性紫斑病（HSP）………………………………………… 177

11 内分泌代謝疾患 ……………………………………… 田嶋（菅野）華子 181
1. 糖尿病 ………………………………………………………………… 181
2. 低身長 ………………………………………………………………… 187
3. 肥満 …………………………………………………………………… 192

12 新生児の疾患 …………………………………………………… 195
新生児の疾患の基本 ………………………………………… 島 義雄 195
1. 呼吸障害 ……………………………………………… 中島瑞恵 198
2. 新生児黄疸 …………………………………………………………… 204

もう少し詳しく

アレルギーマーチ	61
発達障害とは	128
「出血傾向」の現れ方	165
肺サーファクタント（界面活性物質）と表面張力	203

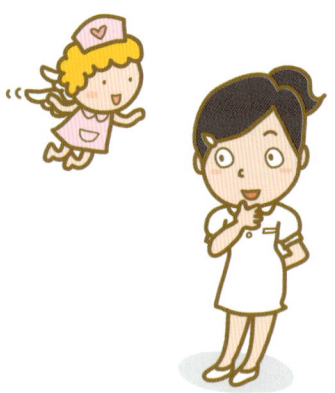

イラスト　よしとみあさみ

Chapter 1

小児をみるとき，最初に必要なこと

1 小児の成長発達

成長（growth）とは，身長，体重など身体が育つこと，発達（development）とは生理的，機能的に成熟することを示します。

 まずは，小児の成長発達について基本をおさえておきましょう。育児を経験すると，目の前にいる子どもの成長が早いか遅いかが感覚的にわかるものですが，小児医療に携わるナースの皆さんの多くは，育児をまだ経験していないかもしれません。例えば，1歳の平均身長，体重はどれくらいか，いつ頃からハイハイができるのか，正常の目安を知っておく必要があります。
目の前にいる子どもの体重が大よそ当てられるようになると，「小児医療に慣れてきたね」と言われるようになりますよ。

成長

▶成長期の区分

新生児期：出生～4週間。このうち，特に生後1週間を新生児早期といいます。
乳児期：生後1か月から1歳まで
幼児期：1歳から6歳の小学校入学まで
学童期：小学校の6年間
思春期：二次性徴（男児では睾丸の性徴の開始，女児では乳房の発達）の始まりから終わりまで。年齢にすると，男子では9歳から13歳頃，女子では7歳から11歳頃から始まります。

▶成長の評価

成長発達を評価するためには，各年齢における身長，体重，頭囲，胸囲の推移を理解することが重要です（**表1**）。また，頭長と身長の割合も，年齢に応じて変化します（**図1**）。

体格の評価として，乳幼児にはカウプ（Kaup）指数が用いられます。
カウプ指数 ＝ 体重（g）÷ 身長（cm）^{2} × 10
正常は15～19で，それ以下をやせ，それ以上を肥満とします。

表1 小児の成長発育の目安

	身長	体重	頭囲	胸囲
正常新生児	50 cm	3 kg	33 cm	32 cm
1歳	75 cm	9 kg	45 cm 前後	46 cm 前後
4歳	100 cm	15〜16 kg	50 cm 前後	53 cm 前後
6歳	115 cm	20 kg	50 cm 前後	56 cm 前後

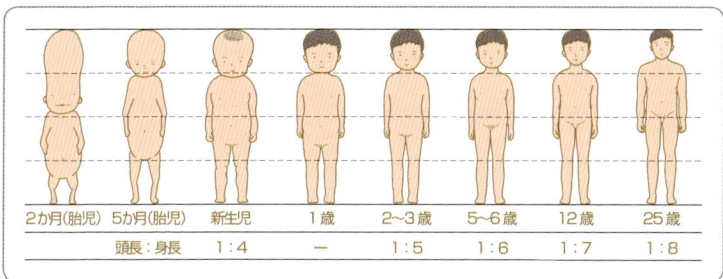

図1 頭長と身長の割合の変化

 子どもの成長と発達は，両親にとっては嬉しいものよね。

 そうね。ただ，そのスピードには個人差があるの。他人と比較して一喜一憂するより，その子ども独自の成長と発達を，家族とともに喜びにしたいわね。

発達

▶ 運動発達

　乳幼児の運動発達は，神経系の発達や筋肉，骨格の発育に伴い，一般に頭のほうから上肢，下肢へ，全身性の運動から細かい運動へ，と順に上手になっていきます。ただし，身体の発達と同様，運動発達についても，体質，性格，保育条件，栄養状態などにも影響され，個人差が大きいことを忘れないで下さい。

1 粗大運動の発達
3～4か月：首すわり
5～6か月：寝返り
7～8か月：お座り
8～9か月：ハイハイ
9～10か月：つかまり立ち
1歳：ひとり立ち
1歳6か月：上手に歩く
2歳：走る，階段のぼり
3歳：三輪車，片足立ち
4歳：片足けんけん
5歳：スキップ

2 微細運動の発達
8～10か月：物を手で持ち替えるようになる
1歳6か月：積み木を2つ積む
3歳：丸を描く
4歳：四角を描く
5歳：三角を描く

3 言葉の発達
1歳：「パパ」，「ママ」，「マンマ」程度の言葉が1語
1歳半：意味ある言葉が数語
2歳：「パパ，カイシャ」などの2語文
3歳：自分の名前を言う

4 感情，思考などの発達
2～3か月：あやすと笑う
5～6か月：母親がわかる
7～8か月：人見知り
10か月：バイバイをする
1歳：母親の指示がわかる，コップを使う

1歳6か月：人の真似をする，スプーンを使う
2〜3歳：排便がわかり，トイレトレーニングの開始
4歳：排便の自立
5歳：衣服の着脱

 代表的な語呂合わせを教えましょう。
首すわり（ミヨ，首がすわった）⇒3〜4か月
寝返り（ゴロっと寝返り）⇒5〜6か月
ハイハイ（ハッてハイハイ）⇒8〜9か月
つかまり立ち（キュッとつかまり立ち）⇒9〜10か月
ひとり立ち（1人前にひとり立ち）⇒1歳

臓器の発達

小児の臓器は，みな同じ速さで成熟するわけではありません。これが，「子どもは，小さな大人ではない」といわれる理由の1つです。スキャモンの発育発達曲線（図2）に示すように，臓器によって発達速度は異なります。

ヒトの臓器は，大きく「一般型」，「神経型」，「生殖型」，「リンパ型」に分けられます。

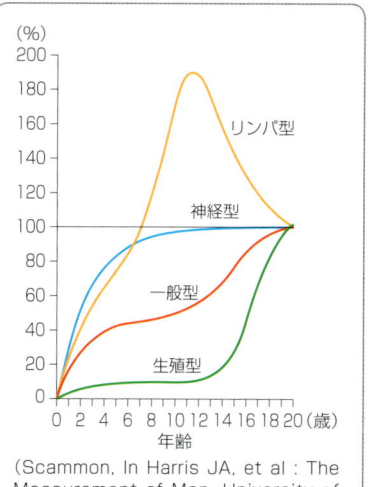

(Scammon, In Harris JA, et al : The Measurement of Man. University of Minnesota Press, 1930 より引用)

図2 スキャモンの発育発達曲線

1 一般型
身長，体重，つまり骨や筋肉と，肝臓，腎臓などの内臓が含まれます。

2 神経型
脳や神経の発達です。出生直後から急激に発達し，4〜5歳までには成人の80％程度にも達します。

3 生殖型
男児では睾丸，陰茎，女児では乳房，卵巣や子宮などの発達です。小学校前半までは，わずかに成長するだけですが，14歳あたりから急激に発達します。

4 リンパ型
免疫をつかさどる扁桃やリンパ節などのリンパ組織の発達です。幼児期から学童期に急激に成長し，一時は成人のレベルを超え，徐々に成人のレベルに落ちつきます。

神経系は，幼児期に急速に発達するのね！

この時期は，常に多様な刺激を身体が求めています。この時期に遊びや様々な運動を通して運動能力を獲得したり，外界から神経系や感覚器に刺激を与えてあげることにより，感受性を育むことが大切です。

また，図2から小児の代表的な病気の好発年齢も読み取れます。有名な急性虫垂炎（俗に「盲腸」）が起こる「虫垂」は，腸管のリンパ組織がとても発達した場所です。そこに炎症が起きる病気ですから，まだ免疫組織が未熟な乳幼児では急性虫垂炎が起こりにくいことも理解できます。

2 小児の栄養

栄養必要量

　小児は成人と違って日々成長しているので，体重あたりに必要とするエネルギーも蛋白質も多くなります。表2に，小児の成長に必要な栄養の所要量を示します（所要量は，健康な成長のために望ましい量で，最低必要量ではありません）。

母乳と人工乳

▶母乳

　母乳は，出産前から分泌されます。この母乳は前初乳と呼ばれ，分娩以後5日までの母乳を初乳，生後5〜10日を移行乳，10日以降を成熟乳と呼びます。初乳から成熟乳になるにつれ，カロリーが増し（60〜70 kcal/100 mL），色調は黄白色から乳白色になります。

▶母乳と人工乳の特徴

　もともと人工乳は母乳に近いものを目指し，さらに欠点を改善する目的で作られたものです。母乳は母と子のスキンシップがはかられること，免疫成分（IgA，リゾチーム），経済性など優れた点があります。ただし，母

表2 小児の成長と栄養の目安

	体重 (kg)	身長 (cm)	1日体重増加量 (g/日)	1日エネルギー所要量 (kcal/kg・日)	蛋白質所要量 (g/kg・日)
出生時	3	50	30〜35	120	3.3
2か月					
3か月	6	60	20〜25	110	2.5
6か月	8	70			
1歳	9	75	10〜20	100	3.0
2歳	12	85		1,000 (kcal/日)	2.5〜3.0
成人				40	1

体が授乳することに耐えられない消耗状態の場合，母体がてんかん，糖尿病などで抗けいれん薬，経口血糖降下薬などの母乳への移行性のある薬剤を服用している場合，母体の感染症（HTLV-1, HIV）が母乳を介して子どもに感染する可能性がある場合は，積極的に人工乳を使用すべきでしょう。

 どんな徴候が母乳不足のサインなの？

 体重増加が不良であったり，哺乳に時間がかかりすぎたり（20分以上），授乳の間隔が短い（2時間未満）などが母乳の足りないことを疑わせるサインです。こんなときは人工乳の補充が必要です。

▶ 離乳

離乳とは，母乳や人工乳の栄養から固形物を食べる栄養への移行過程です。つまり，咀嚼，嚥下（かみ砕いて飲み込む）能力の獲得と栄養補給が目的となります。赤ちゃんのときは，固形物が口に入ると舌で押し出そうとする反射をもっています。この原始反射が消失する4，5か月になると形のある食べ物を受け入れるようになります（果汁などは離乳食の準備で，離乳食ではありません）。離乳食の進め方としては，「5か月，7kg」が目安といわれていますが，あわてずにゆっくりでも大丈夫という考え方もあります。ほぼ1歳までに完了して，成人と同じメニューになります。

初期（5〜6か月）：1日1回→2回
中期（7〜8か月）：1日2回，舌でつぶせる固さ
後期（9〜11か月）：1日3回，歯茎でつぶせる固さ
完了期（12〜15か月）：歯でかめる固さ

 8〜9か月以降に使う，フォローアップミルクって何？ 普通の粉ミルク（人工乳）とは違うの？

 離乳食の偏りを補うミルクです。それまでの人工乳よりも脂質を減らし，不足しがちな鉄，ビタミンや蛋白質を付加しています。

3 小児の一般状態, バイタルサイン

　小児の診察においては, 救急診療のみならず一般診療においても, 患児の一般状態, バイタルサインを把握することは極めて重要です。一般病棟では, 毎日定期的にバイタルサインのチェックが行われます。

　バイタルサインとは, 人間が生きているという生命徴候そのものであり, 脈拍, 呼吸, 血圧, 体温の4つを指します。

　また, 患児の一般状態を正確に把握するには, バイタルサインに加えて意識レベルの把握も大切です。ここでは, 小児のバイタルサインと意識レベルの診察の要領を解説します。

バイタルサインが重要なのは, 成人も小児も同じなのね。

その通り。小児のバイタルサインをみるときに何より大切なのは, 診察するのが乳幼児や小児であることを忘れないようにすることです。患児に緊張感や恐怖感を与えないよう, 適切な声かけをしながら進めましょう。また, バイタルサインの正常値の基準は成人とは異なるものがあるので, 注意が必要です。

脈拍

　脈拍とは, 心臓から大動脈に送り出される血液の圧波を動脈内の波動として触知するものです。脈拍を触知する場合, 速さ, リズムを正確に捉えることが重要です。

▶ 脈拍の診察方法

　脈拍の触診は一般に橈骨動脈で行いますが, 必要に応じて総頸動脈, 上腕動脈, 大腿動脈, 足背動脈でも触れることができます（図3）。橈骨動脈で触診をする場合, 成人患者では診察者の第2, 3, 4指を手関節付近の橈骨動脈上に置き触知しますが, 乳幼児の場合は脈が触れる範囲が狭いので, 第2, 3指の指腹部を用います（図4）。

　また, 乳幼児の場合は仰臥位をとらせることが困難なことが多いので,

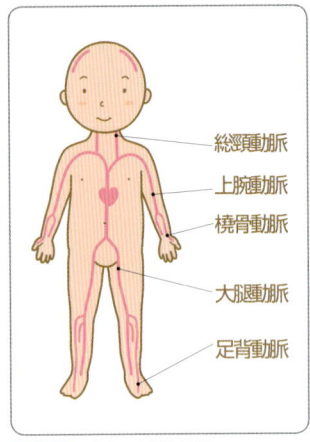
図3 脈拍の触診部位

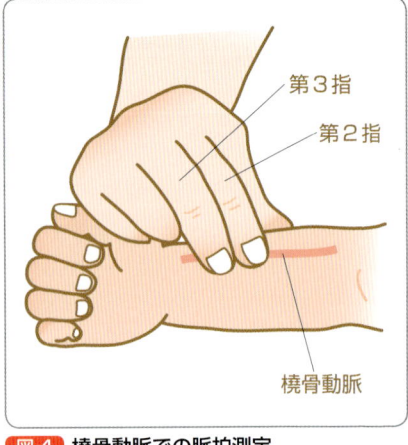
図4 橈骨動脈での脈拍測定

母親の膝の上に抱いてもらいながら、橈骨動脈や足背動脈を触知します。

脈拍測定は時間に余裕があれば1分間の測定を行いますが、通常は15秒間測定し、その数を4倍して1分間の脈拍数とします。不整脈がみられた場合には、長めに触診する必要があります。

▶脈拍の異常

1 脈拍数の異常

①頻脈：安静時に、乳児では160回/分、小児では140回/分以上を頻脈とします。

②徐脈：新生児、乳児では80回/分、小児では60回/分以下を徐脈とします。

2 リズムの異常（図5）

まず、リズムが整か不整かを判断します。もし不整であれば、どんなタイプの不整かの判断を行います。

①呼吸性不整脈：吸気時には肺胞内圧が上昇するために、左心系への循環還流量が増大します。これに伴い脈拍は吸気時に速くなり、呼気時には遅くなります。ほとんどが生理的なもので、治療の必要はありません。

②期外収縮：規則正しい心拍に不整な心収縮が混じるものです。十分に

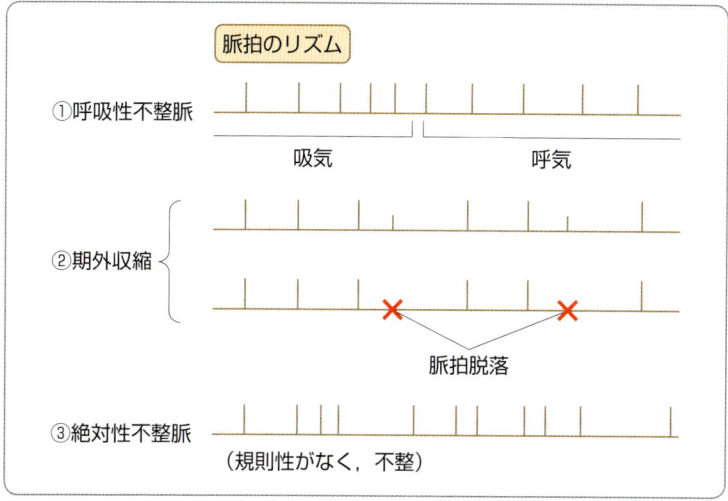

図5 不整脈の種類

　心室内に血液が充満する前に収縮すると，1回の心拍出量が少ないために脈がところどころ触知しにくくなったり，抜けた感じがします。これを脈拍の欠損と呼びます。

③絶対性不整脈：規則性のない脈拍を絶対性不整脈と呼び，心房細動のときに特徴的です。

呼吸

　小児の場合は胸郭，気道，肺などの成熟度により，また月齢，年齢により呼吸の特徴があります。新生児期は呼吸のリズムに変動が大きく，不規則呼吸や周期性呼吸，時に無呼吸もみられます。一般に呼吸が規則的になるのは，生後7週以降です。低年齢であるほど，体重あたりの酸素消費量が多いために呼吸数は多く，健常成人では15〜20回/分であるのに対して，新生児では40〜60回/分となります（**表3**）。

表3 安静覚醒時と睡眠時における月齢別呼吸数

月齢	安静覚醒時（回/分）	睡眠時（回/分）
2か月未満	40〜55	30〜45
2〜5か月	35〜45	26〜40
6〜11か月	30〜45	23〜35
12〜17か月	30〜40	21〜32
18〜23か月	27〜37	20〜30
14〜29か月	24〜36	18〜28
30〜35か月	23〜30	17〜25

▶呼吸の診察方法

呼吸と脈拍は連動しているために，脈拍とともに診察します。観察のポイントとしては，呼吸数，呼吸の深さ，呼吸のリズム，努力呼吸の有無に着目します。

▶呼吸の異常

1 数の異常
①頻呼吸：呼吸数が増多した状態
②徐呼吸：呼吸数が減少した状態
③無呼吸：呼吸運動が一時的に中断した状態

2 深さの異常
①多呼吸：呼吸が深く，呼吸数も増多した状態
②少呼吸：呼吸が浅く，呼吸数も減少した状態

3 リズムの異常
①周期性呼吸：速くて深い呼吸と浅い呼吸や無呼吸を繰り返します。
②失調性呼吸：不規則で深さや浅さも変動します。

4 努力呼吸

安静時の呼吸では使用されない呼吸筋を動員して行う呼吸を，努力呼吸といいます。

①陥没呼吸：陥没呼吸は吸気性，呼気性のいずれの呼吸困難でもみられ，

鎖骨上窩,肋間などに陥没がみられます〔→ p.199 参照〕。新生児の場合には,剣状突起窩の陥没としても捉えることができます。

②鼻翼呼吸:気道抵抗の増加に対抗して吸入した空気を気道内に取り込むために生じます。

③呻吟(しんぎん):呼気終末の呻き声が漏れることで,呼気時に声帯を早めに狭めて呼気終末の陽圧を保ち,肺胞の虚脱〔→ p.203 参照〕を防ぐための防御反応です。

④起座呼吸:喘息発作時などには,臥位(がよく)では横隔膜の運動制限があるため,座位をとって呼吸をするようになります。

血圧

心臓が血液を全身に送り出すときの動脈壁に及ぼす圧力を,血圧と呼びます。一般に,上腕動脈の血流の中枢側をマンシェットにより阻血し,徐々に圧力を弱めながら血液が流れ始める圧を測定します。

▶血圧の測定方法

測定には水銀柱血圧計が広く用いられています。患児の腕を心臓と同じ高さにし,水銀柱は測定者の目の高さに置きます。測定にあたり小児は仰臥位もしくは座位にして,体格に合ったマンシェット(表4)を右上腕に巻きます。

乳幼児の場合,仰臥位をとらせることで泣いてしまう場合は,母親の膝の上で座位にして測定します。基準より幅の細いマンシェットでは血圧は高めに,太いマンシェットでは低めになります。

実際の測定方法は成人と同様です。マンシェットのカフ圧を上げていき,上腕動脈の拍動が触知できなくなったところからさらに 30 mmHg 程度まで加圧します。そこからゆっくりと(1秒間に 2〜3 mmHg 程度)カフ圧を下げていき,マンシェットの下端で上腕動脈の血流が再開する音を聴取します。加圧された動脈が再開通して初めて生じた乱流音を聴取したところを収縮期血圧,血管音が消失したところを拡張期血圧とします。記載法は,「収縮期血圧/拡張期血圧」の順に「126/ 78」のように記載します。

▶ 血圧の基準値

表5[1] に代表的な高血圧の基準値を示します。低血圧の基準値には明確な基準はありませんが、小学生なら収縮期血圧が70〜80 mmHg以下、中学生なら80〜85 mmHg以下とされます。

体温

体温の異常は、ほかのバイタルサインに比べると、緊急性の指標としての意義は大きくありません。しかし、感染症、脱水、熱中症や内分泌疾患など、多くの病態を把握する手がかりとして非常に重要です。小児では一般に37.5℃以上を発熱とします。37.5〜38.0℃を微熱、38.0〜39.0℃を

表4 マンシェットの幅の広さ

	幅	長さ
新生児〜3か月	3 cm	15 cm
3か月〜 3歳	5 cm	20 cm
3 〜 6歳	7 cm	20 cm
6 〜 9歳	9 cm	25 cm
9歳〜	12 cm	30 cm

表5 日本高血圧学会による小児高血圧基準値

		高血圧	
		収縮期血圧 (mmHg)	拡張期血圧 (mmHg)
幼児		≧ 120	≧ 70
小学校	低学年	≧ 130	≧ 80
	高学年	≧ 135	≧ 80
中学校	男子	≧ 140	≧ 85
	女子	≧ 135	≧ 80
高等学校		≧ 140	≧ 85

(日本高血圧学会 高血圧治療ガイドライン作成委員会 編:高血圧治療ガイドライン2009, p.84, 2009より引用)

中等熱，39.0℃以上を高熱と呼びます。また，深部体温が35℃以下の場合を低体温といいます。

▶ 体温の測定方法

体温の測定は，一般に電子体温計を用いて測定します。測定部位は腋窩，口腔内，直腸内検温がありますが，安全性と簡便性から日本では腋窩検温法が広く行われています。腋窩温の測定においては，検温前に腋窩の汗を拭き取ること，電子体温計の感温部が腋窩にしっかり固定されることに注意します。

▶ 体温の基準値

健常児の体温は36.5〜37℃ですが，朝に比べて午後のほうが高く，1℃以内の日内変動は生理的なものと考えられます。また腋窩温に比べると，口腔温は0.5℃，直腸温は0.5〜1℃高くなります。新生児の体温は高く，しかも外界の温度に影響を受けやすいですが，生後3か月頃から体温が37℃以下で安定します。

意識状態

意識は覚醒度と意識内容（認知，思考，判断，記憶，情緒，意欲など）から構成されます。意識障害はこれらの機能が損なわれたときにみられ，脈拍，血圧などのバイタルサインとともに患児の病態を把握するのに重要な要素です。

意識障害の評価は，覚醒の障害と意識内容の障害を的確に判断するものとして，ジャパン・コーマ・スケール（Japan Coma Scale：JCS）が汎用されています。JCSの1桁は刺激なしでも覚醒，2桁は刺激で覚醒し刺激をやめると眠り込む状態，3桁は刺激しても覚醒しない状態です。**表6**に，JCSを乳幼児用に改変した基準を示します。

表6　JCSによる急性期意識障害レベルの分類法

Ⅲ．刺激をしても覚醒しない状態

300．痛み刺激に反応しない
200．痛み刺激で少し手足を動かしたり，顔をしかめる
100．痛み刺激に対し，払いのけるような動作をする

Ⅱ．刺激をすると覚醒する状態─刺激をやめると眠り込む

30．痛み刺激を加えつつ，呼びかけを繰り返すとかろうじて開眼する
　　（呼びかけを繰り返すとかろうじて開眼する）
20．大きな声または身体をゆさぶることにより開眼する
　　（呼びかけると開眼して目を向ける）
10．普通の呼びかけで容易に開眼する
　　（飲み物を見せると飲もうとする）

Ⅰ．刺激しないでも覚醒している状態

3．自分の名前，生年月日が言えない
　　（母親と視線が合わない）
2．見当識障害がある
　　（あやしても笑わないが，視線は合う）
1．だいたい意識清明だが，いまひとつはっきりしない
　　（あやすと笑う．ただし不十分で，声を出して笑わない）

0．正常

引用文献
1) 日本高血圧学会 高血圧治療ガイドライン作成委員会 編：高血圧治療ガイドライン2009，p.84，2009

Chapter 2

小児をみるとき，知っておきたい疾患

1. 先天異常 —— p.18
2. 感染症 —— p.27
3. 呼吸器疾患 —— p.48
4. 循環器疾患 —— p.62
5. 消化器疾患 —— p.91
6. 腎臓疾患 —— p.99
7. 神経疾患 —— p.112
8. 筋疾患 —— p.129
9. 血液疾患，悪性腫瘍 —— p.137
10. アレルギー性疾患，膠原病 —— p.166
11. 内分泌代謝疾患 —— p.181
12. 新生児の疾患 —— p.195

1 先天異常

先天異常の基本

▶先天異常とは？

　先天異常とは，生まれてくる前に何らかの原因があって生じる疾患の総称で，形態の異常（先天奇形）と機能の異常に分類できます。

 先天異常って，とてもめずらしいことよね？

 極めてまれと思われているけれど，その確率は意外に高く，生まれてくる子どもの5〜6％に何らかの先天異常があります。基本的な先天異常の起こる機序と分類については，きちんと理解しておきましょう。先天異常の子どもをもった親は，その原因が自分にあると考えて自分たちを責めてしまいがちです。でも先天異常は誰のせいでもなく，誰にでも起こりうることなんですよ。

▶先天異常を理解するための基礎知識

　遺伝子は遺伝情報の基本単位で，ヒトの設計図です。その本体は細胞の核に入っているDNA（デオキシリボ核酸）で，両親から受け継いだ遺伝情報が書き込まれています。

　DNAは2本の鎖がらせん構造をなしており，ここには，A：アデニン，T：チミン，C：シトシン，G：グアニンという4種類の塩基があります。この4文字のうちの3文字が，蛋白質を合成するアミノ酸を決める暗号（コドン）になっています。

　この長い2本の鎖が幾重にも折り畳まれたものが染色体です（図1）。ヒトの染色体は46本で，44本（22対）の常染色体と2本の性染色体（男性XY，女性XX）から構成されます。ヒトは受精のときに父由来の23本（22本の常染色体と1本の性染色体）と母由来の23本（22本の常染色体と1本の性染色体）を受け継ぎます。つまり，子どもは両親の半分ずつ

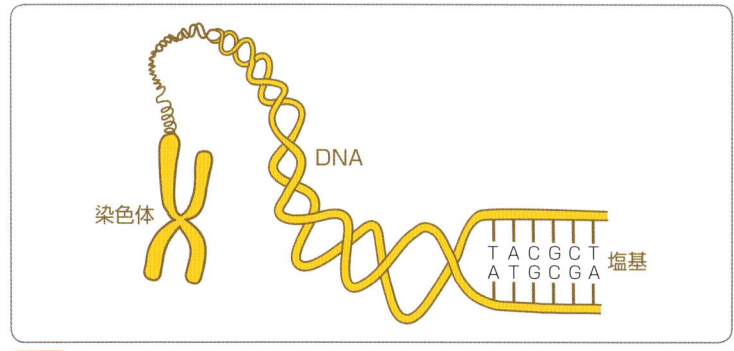

図1 染色体とDNA

の設計図を受け継いでいるのです。

▶先天異常の分類

先天異常は，その原因がどこの段階で起きたかによって分類されます（図2[1]）。

1 遺伝子病

親のもつ遺伝子に異常があるときに起こりますが，ごくまれに精子や卵子を作るときに異常が起きた場合（遺伝子の突然変異）でもみられることがあります。

この遺伝子病はメンデルの法則に従い起こります。常染色体劣性遺伝病としてはフェニルケトン尿症，ゴーシェ病などの先天代謝異常症，常染色体優性遺伝病としては軟骨無形成症，マルファン症候群，性染色体劣性遺伝病としては，血友病やデュシェンヌ型筋ジストロフィーなどがあげられます。

2 配偶子病

精子や卵子を作るときや，受精直後に細胞分裂するときに染色体の異常により起こります。大きく分けると，染色体自体の数の異常と，1本の染色体の一部が不足したり重複したりする構造の異常に分類できます。常染色体異常としてはダウン症候群（21トリソミー），13トリソミー，18トリソミーが，性染色体異常としてターナー症候群，クラインフェルター症候群などがあげられます。

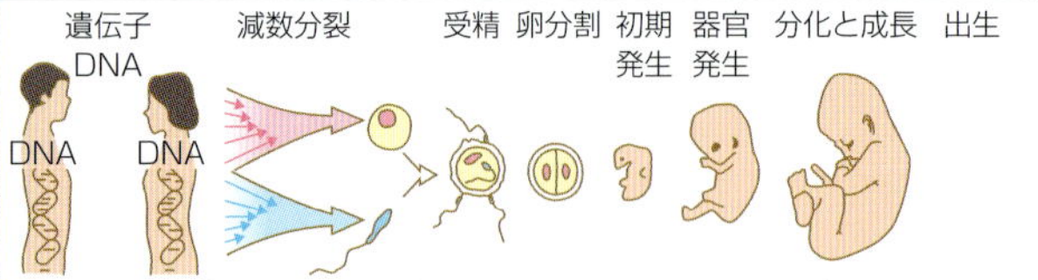

ヒト発生の模式図	遺伝子 DNA / DNA DNA	減数分裂	受精	卵分割	初期発生	器官発生	分化と成長	出生
	遺伝子の時期	配偶子の時期	胎芽の時期				胎児の時期	
先天異常の区分	ⓐ遺伝子病 genopathy	ⓑ配偶子病 gametopathy	ⓒ胎芽病 embryopathy				ⓓ胎児病 fetopathy	
頻度（出生あたり）	1%	0.5%	3%				1.5%	

（古庄敏行，ほか編：臨床遺伝医学［Ⅰ］，p.53，診断と治療社，1992より抜粋して引用）

図2 先天異常の原因が起こる段階

3 胎芽病，胎児病

　配偶子の形成までは問題なかったものの，いろいろな器官を形成する段階で遺伝素因と環境素因の両方の影響で起こるものをいいます。母体が妊娠早期に風疹にかかることで小頭症，白内障，難聴などになる先天性風疹症候群や，母体糖尿病による巨大児出産などがあげられます。

引用文献
1）古庄敏行，ほか編：臨床遺伝医学［Ⅰ］，p.53，診断と治療社，1992.

1 フェニルケトン尿症

疾患の基礎知識

▶どんな疾患なの？

遺伝子病の代表としてフェニルケトン尿症を説明します。

この病気は常染色体劣性遺伝です。両親から受け継いだ遺伝子のそれぞれ一方に異常がありますが、もう片方は正常なために両親は健常です。ところが精子や卵子を作るときに、1／4の確率で異常な遺伝子がそろってしまった場合に病気が起きます（図3[1]）。

フェニルケトン尿とは、フェニルアラニン水酸化酵素（PAH）という酵素の遺伝子にある蛋白質をコードする遺伝子の異常により起こります。

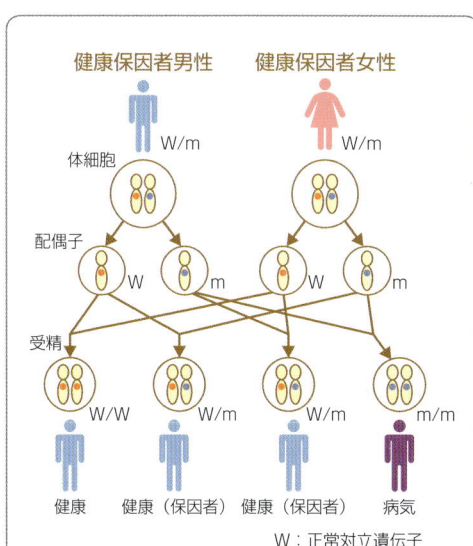

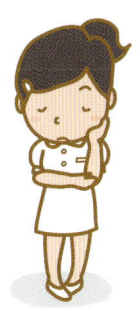

両親は健常でも、たまたま異常な遺伝子がそろうと病気が起こってしまうのね

「福嶋義光 編：遺伝カウンセリングマニュアル（新川詔夫 監修），改訂第2版，p.320，2003，南江堂」より許諾を得て転載

図3 常染色体劣性遺伝の起こり方

遺伝子病は，まれなことなの？

頻度は8〜10万人に1人で，図3の健康保因者（本人はまったく健康だが，片方の遺伝子が異常な人）は150人に1人いるといわれています。病気の人は少ないけれど，健康保因者は意外に多いのです。実は遺伝子は間違った部分が多く，私達は平均5〜10本くらいの常染色体劣性遺伝病の健康保因者なのよ。

▶ どのような症状がみられるの？

フェニルアラニン水酸化酵素（PAH）は，食物中に含まれるフェニルアラニンをチロシンへ変換する働きがあります（図4）。この酵素が働かないと，フェニルアラニンが蓄積して精神発達に遅れが出たり，代謝の下流域にあるメラニンが不足して皮膚が白くなったり髪の毛が赤くなったりします。そのため症状が出現する前に，新生児マス・スクリーニングで病気を見つけることが重要なのです。

新生児マス・スクリーニングでは，どのような病気が発見できるの？

日本では現在，アミノ酸代謝異常症（フェニルケトン尿症，メープルシロップ尿症，ホモシスチン尿症），糖質代謝異常症（ガラクトース血症），内分泌疾患（先天性甲状腺機能低下症，先天性副腎過形成症）の計6疾患を対象に，生後5日目に赤ちゃんの踵から採

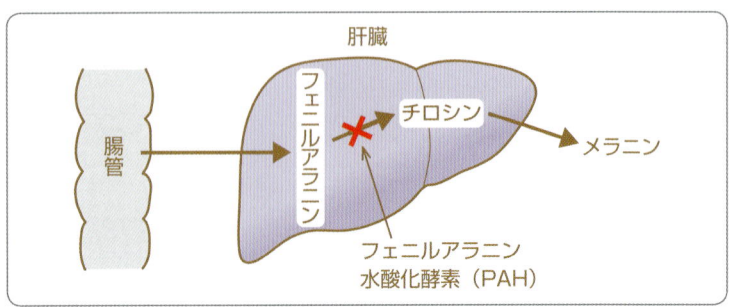

図4 フェニルアラニン水酸化酵素の働き

血をして検査をしています[注1)]。先天性代謝異常症は放置すると異常な代謝産物が体内に蓄積してけいれんや発達障害を起こすので，早期に発見することが重要です。

症状が出る前に見つけて，発症を予防するわけね。

注1)：6疾患に有機酸代謝異常や脂肪酸代謝異常症を加えて，より多くの疾患がタンデムマス法によりスクリーニングされるようになる見通しです。

治療

▶治療法は？

フェニルアラニンを含まない制限食にすることで順調な成長発達が望めます。低蛋白が基本で，離乳前は治療用ミルクを利用します。離乳後も肉や魚，豆などは摂取できません。

引用文献
1) 福嶋義光 編：遺伝カウンセリングマニュアル（新川詔夫 監修），改訂第2版，p.320，南江堂，2003.

2 ダウン症

疾患の基礎知識

▶ **どんな疾患なの？**

配偶子病（染色体の異常）の代表として、ダウン症とターナー症候群〔→ p.26 参照〕について説明します。

ダウン症は出生児のなかでは最も多くみられる染色体異常で、21 番染色体を3本もつこと（トリソミー：重複）によって起こる先天異常です。

一般にダウン症児の出生頻度は、約 1,000 の出産に対して 1（0.1％）ですが、母親の年齢が増すにつれて、その出生頻度が増し、母親が 40 歳を超えると発生頻度は 1％に達します。大半が、次に説明する染色体の不分離（図5[1)]）による標準型 21 トリソミーと呼ばれるタイプです。

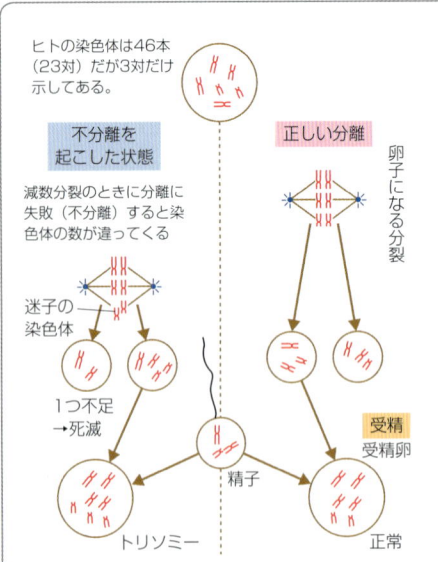

染色体は 46 本（23 対）ありますが、精子や卵子を作る際、減数分裂により 23 本になります。
正しく分離すると 3 + 3 = 6 ですが、不分離が起きると 3 + 4 = 7（1 対がトリソミー）となります。このようにして、ダウン症は 21 番染色体がトリソミーになると生じます。

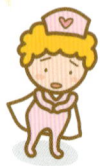

「福嶋義光 編：遺伝カウンセリングマニュアル（新川詔夫監修）、改訂第 2 版，p.325，2003，南江堂」より許諾を得て転載

図5 染色体不分離

▶ どんな症状がみられるの？

顔貌などに，次のような特徴がみられます（図6）。

・あまり起伏がない顔立ち，鼻，特に眼と眼の間の部分が低い。
・眼が切れ上がっている。
・まぶたが深い二重である。
・耳の位置が低い。
・指が短い。
・手のひらに猿線がみられる。
・知的発達が遅れる。

そのほかに先天性心疾患，消化管の奇形（十二指腸狭窄，鎖肛）などがみられることがあります。

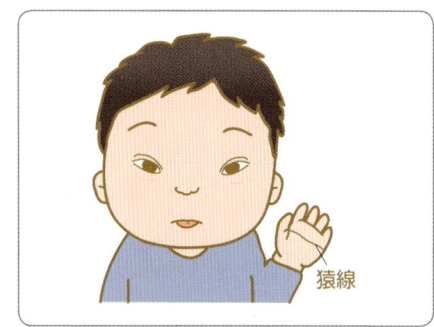

図6 ダウン症児の特徴

 ダウン症の子どもの両親は，今後の生活のことをとても不安に思っているようだけど…

 病気や障害をもって生まれてきても，その命は尊いもの。でも，健康な子どもが生まれてくると信じていた両親にとって，病気をもって生まれてきた子どもを受け止めることは簡単なことではありません。まず，両親が自分の子どもを受け入れて，育児にスムーズに入れるようにサポートするのが医療スタッフの大切な役割です。
また，ダウン症に限らず，何らかの障害をもって生まれた子ども達には，早期からの療育が大切です。療育は，子どもの成長発達のみならず，両親の子どもに対する愛着形成にもよい効果があります。子ども達は自分のペースでゆっくり成長，発達していきます。医療スタッフは，両親の療育に積極的に協力していきましょう。

引用文献
1) 福嶋義光 編：遺伝カウンセリングマニュアル（新川詔夫 監修），改訂第2版，p.325，南江堂，2003．

3 ターナー症候群

疾患の基礎知識

▶ どんな疾患なの？

女性にみられる先天的な卵巣機能不全症です。正常女性の性染色体がXXの2本なのに対し、X染色体が1本しかないことによって生じます。

精子や卵子ができるときに、片側が性染色体をもたず23,Xと22が受精して45,Xとなったときにこの病気が起きます。

▶ どんな症状がみられるの？

症状としては、新生児期には四肢の浮腫（リンパ浮腫）、先天性心疾患、小児期の低身長、思春期の無月経などがあげられます。ただし、これらの症状はそれほど著明ではないので、思春期に至って低身長や二次性徴の欠如が目立つようになるまでは気付かれないこともあります。

治療

▶ 治療法は？

治療としては、低身長に対して成長ホルモン投与、女性らしさを保つために性ホルモンの投与が行われます。ターナー症候群の臨床症状は幅広いので、個々に応じた治療を行います。

「ターナー女性」という言葉を聞いたことがあるけれど？

ターナー症候群に替わる名称です。この病気は、身長が伸びにくく女性らしい身体つきになりにくい症状はあるけれど、学校でも社会でも1人の女性としてまったく問題ない生活を送ることができます。だから「病気」というよりは「個性」と捉え、「ターナー女性」と呼ぼうという考え方が広がってきているのです。

2 感染症

感染症の基本

感染とは，ウイルスや細菌などの病原体が体内に侵入して増殖することです。発熱や咳，鼻水や下痢，嘔吐などの種々の症状を呈した状態が感染症です。

▶病原体の種類
1. ウイルス感染：インフルエンザ，麻疹，風疹，水痘など
2. 細菌感染：溶血連鎖球菌，肺炎球菌，インフルエンザ桿菌，マイコプラズマなど
3. 真菌感染：カンジダ，アスペルギルスなど
4. 原虫感染：マラリア，トキソプラズマなど

感染症って伝染する（うつる）病気のこと？

伝染する疾患は，病気を発症したヒトの病原体が別のヒトに感染して症状を示す病気のことです。感染症のなかにはヒトから伝染するのではなくて皮膚や尿路などに直接，病原体が侵入して感染症を引き起こすこともあります。

▶感染経路からの分類
1 飛沫感染
咳やくしゃみにより飛散した病原体が直接，他人の気道に侵入して感染すること。インフルエンザ，溶血連鎖球菌感染など

2 空気感染
病原体が空気中を飛沫として浮遊して他人に感染すること（病原体は飛沫感染の病原体に比べて小さいために，空気中を浮遊して感染を起こします）。結核，麻疹，水痘など

3 経口感染

感染した子どもの嘔吐物や下痢に含まれるウイルスが，患児の手や玩具を経由してほかの子どもの口に侵入したり，汚染された水などを飲んだりすることにより感染すること。ロタウイルス，ノロウイルス，病原性大腸菌，ポリオ，A 型肝炎など

4 接触感染

皮膚や粘膜に存在する病原体や汚染された器具に付いた病原体が，他人の皮膚，粘膜に付着し感染すること。ブドウ球菌による伝染性膿痂疹(のうかしん)（俗にいう「とびひ」），性感染症（梅毒，ヘルペス感染症，AIDS など），医療現場での輸血や針刺し事故による感染（肝炎，AIDS など）

感染症にはいろいろな種類があります。くしゃみや咳，あるいは別の子どもの使ったおもちゃを経由してなど，感染経路もまちまちです。そして時には，忙しく患児達の間を飛び回る医療従事者自身が感染経路になりうることも忘れないでね。

最も大切なのは，こまめに手指消毒「一処置，一手洗い」を忘れないことね！

忙しく小児病棟で働いていると，感染症にかかって自分自身が感染源になることもあります。そんなときは，がんばりすぎないで。きちんと上司に報告して休養することも大切ですよ。

ウイルス感染症

1 麻疹

疾患の基礎知識

▶ **どんな疾患なの？**

　麻疹ウイルスの感染により起こる病気で，「はしか」と呼ばれます。潜伏期間（体内でウイルスが徐々に増殖し発症するまでの期間）は10日前後で，有病期間は約1週間です。麻疹は大変に感染力が強い病気で，乳幼児では生命を脅かす怖い病気です。

▶ **どんな症状がみられるの？**

　病期は前半のカタル期と発疹期に分けられます（図1）。カタル期は発熱とともに咳，鼻汁，目やにがみられ，3～5日間続きます。その後やや解熱傾向がみられ発疹期へと移行し，再度の高熱がみられます。これを二峰性発熱といいます。

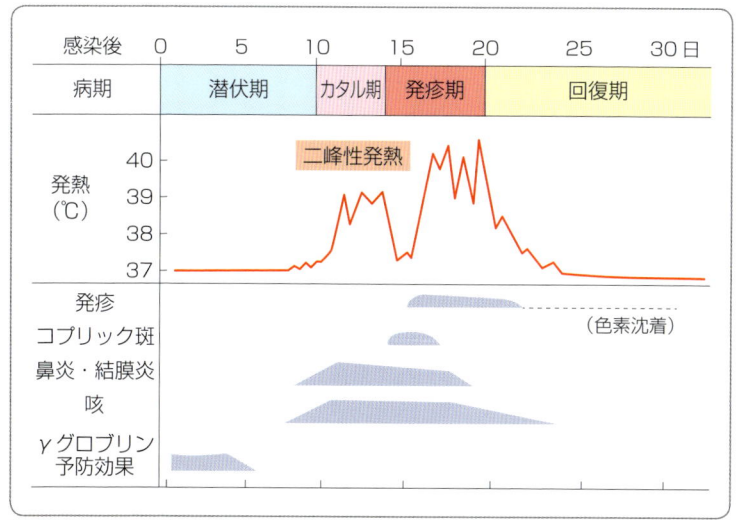

図1 麻疹の臨床経過

カタル期のあとにほぼ1週間の発疹期があります。カタル期と発疹期の境目あたりの1～2日間に口腔内頬粘膜に細かな白色の発疹（コプリック斑，図2[1]）がみられます。発疹は小さな紅斑が顔面，首あたりから出現し，徐々に身体，手足へと広がります。その頃には個々の発疹はやや盛り上がり，隣同士の発疹が融合していき，色は濃くなっていきます。発疹が全身に広がった頃には熱は下がることが多いようです。

発疹はその後，赤色から黒ずんだ茶色に色素沈着をし，この頃にはほとんど解熱します。麻疹の経過中に重症な肺炎や脳炎を合併して発病することがあります。

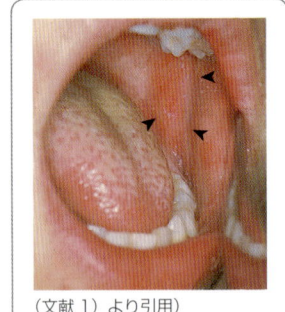

（文献1）より引用）

図2　コプリック斑

治療

▶ 治療法は？

特異的治療法はなく，解熱剤，鎮咳去痰薬，輸液や酸素投与などの対症療法になります。麻疹患者に接触後72時間以内にγグロブリン製剤を投与すると，麻疹発症を予防あるいは症状を軽減させることができます。しかし血液製剤であるため，適応は原則としてワクチン未接種の乳幼児や免疫不全患者などハイリスク患者に限られます。

何より重要なのは予防接種により感染を防ぐことね。予防接種は1回でいいの？

現在はMR（麻疹，風疹）混合ワクチンの2回接種（1歳，6歳）が受けられます。

引用文献
1）浅野喜造：医学大辞典 第2版（伊藤正男，ほか総編集），p.1002，医学書院，2009.

ウイルス感染症

2 水痘，帯状疱疹

疾患の基礎知識

▶ どんな疾患なの？

水痘はウイルスの感染により起こる病気で，「水ぼうそう」と呼ばれます。感染すると潜伏期間は2～3週間で，治癒するまでの有病期間は約1週間です。

▶ どんな症状がみられるの？

発熱はみられたりみられなかったりし，症状の重症度にはかなり個人差があります。発熱がみられる場合は，発疹が出現する1日くらい前から出現します（図3）。発疹は最初，身体や頭，顔などから出始め，次第に全身に広がります。初めは小さな紅斑で，そこが1日すると内部の透明な水疱になり，徐々に内部が濁り膿疱となります。そして，この水疱は破れたり乾いたりして痂皮（かさぶた）化します（図4）。

水痘の発疹には，以下の特徴があります。

1 個々の発疹が，「あるものは水疱，あるものはかさぶた」のように同調

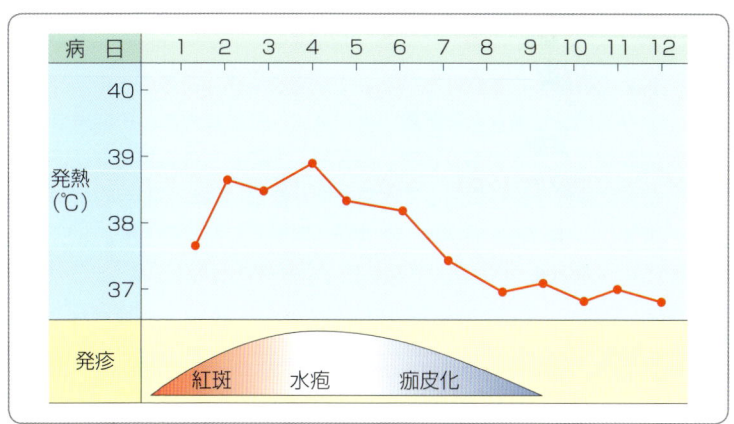

図3 水痘の臨床経過

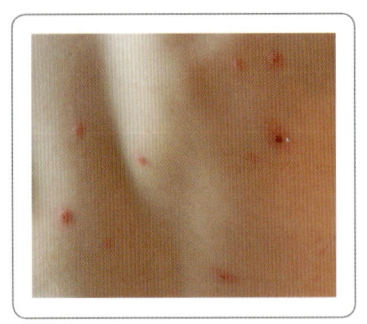

図4 水痘の水疱（ほぼ痂皮化したもの）

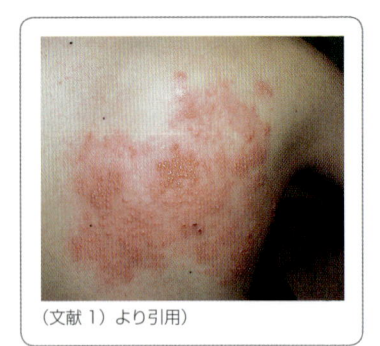

（文献1）より引用）
図5 帯状疱疹

しないのが特徴です。そのため「夜空の星（1等星から6等星までバラバラ）のよう」と表現されることもあります。
2 頭皮や口の中，外陰部など有毛部や粘膜面にも出現します。

治療

▶ 治療法は？

　水痘・帯状疱疹ウイルスには抗ウイルス薬アシクロビルがあり，診断早期に服用すると症状を軽くすることができます。

　　帯状疱疹と水痘って関係あるの？

　　初めて罹患したときは水痘として発症します。このウイルスは，水痘が治癒したあとも神経親和性が高く，三叉神経節，脊髄神経節に潜み続けることがあります。そして，そのヒトの抵抗力が低下したときに神経の走行に沿って水疱を作ります。これが帯状疱疹（**図5**[1]）です。つまり帯状疱疹は，水痘が「再燃」した状態です。

引用文献
1) 脇口 宏：標準小児科学 第7版（森川昭廣 監修），p.337，医学書院，2009.

ウイルス感染症

3 風疹

疾患の基礎知識

▶ どんな疾患なの？

風疹ウイルスによる感染症で，「三日麻疹（みっかばしか）」などと呼ばれることもあります。潜伏期は2～3週間で，治癒するまでの有病期間は3日ほどです。感染力は麻疹（はしか）より弱く，小児期に感染を免れ，成人で罹患することがあります。

▶ どんな症状がみられるの？

発熱とともに顔から体幹に紅色の細かい丘疹が広がります。麻疹とは異なり発疹は融合することは少なく，色素沈着も伴いません。リンパ節腫脹は発疹出現の数日前から現れ，頸部，後頭部，耳の後ろに認めやすく，触れると痛いのが特徴的です（図6）。

合併症として，急性期に脳炎，治癒後2～3週後に特発性血小板減少性紫斑病〔→ p.161 参照〕があります。

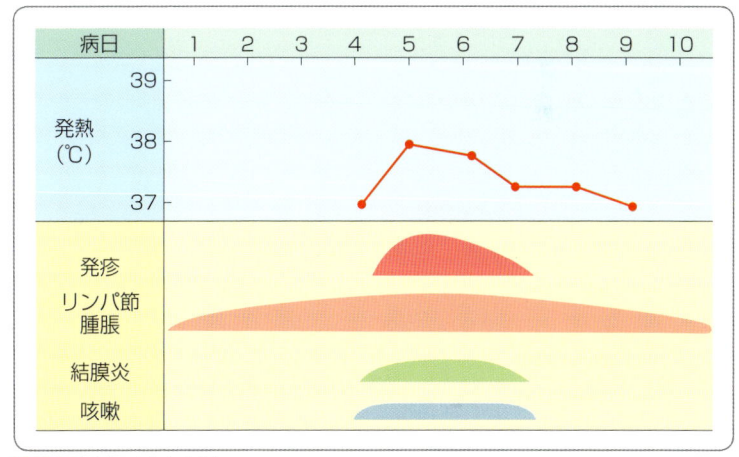

図6 風疹の臨床経過

👦 妊娠初期に妊婦さんが感染すると，胎児に影響があるって聞いたけど？

👩‍⚕️ 先天性風疹症候群ね。妊娠初期に妊婦が感染すると，低出生体重児，小頭症，心奇形（VSD, PDA など），白内障，小眼球，難聴などの先天異常の子どもが生まれる可能性が高まります。このために，風疹は麻疹と同様に根絶したい感染症です。

👦 根絶するためには，まずは予防が大切。麻疹のところでも触れたけれど，MR（麻疹，風疹）混合ワクチンの2回接種（1歳，6歳）が受けられるのよね。

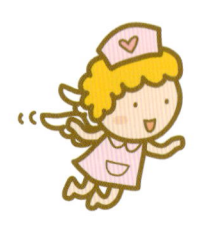

ウイルス感染症

4 流行性耳下腺炎

疾患の基礎知識

▶ どんな疾患なの？

ムンプスウイルスを病原体として飛沫感染し，唾液腺が腫れる病気です。唾液腺が腫れると頬が腫れて「お多福」のような顔になるために，日本では「おたふくかぜ」とも呼ばれています。潜伏期間は2〜3週間です。

▶ どんな症状がみられるの？

発熱，両側あるいは片側の耳下腺の腫脹と痛みで始まります。2〜3日以内に両側の腫脹がみられ，顎下腺にも広がることがあります（図7）。1つの唾液腺の腫れは3〜5日で引くことが多く，7〜10日で治ります。ただし，症状は個々人で軽症から重症までまちまちです。

合併症として，まれに髄膜炎，膵炎，精巣炎，難聴を起こすことがあります。一度，解熱して症状が軽快したのに，再度発熱して，頭痛や腹痛，あるいは精巣の腫れを起こした場合には，これらの合併症を疑います。

「おたふくかぜは，かかっても症状が出ないことがある」というのは本当？

流行性耳下腺炎では，感染はしているものの，まったく症状のみられないケースも30〜40％くらいあります。これを不顕性感染といいます。それでも抗体が作られ，二度と罹患することはありません。

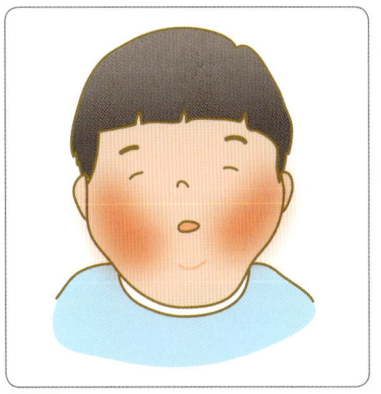

図7 耳下腺の腫脹

ウイルス感染症

5 突発性発疹

疾患の基礎知識

▶どんな疾患なの？

赤ちゃんは生後半年くらいまでは，出産のときに母親から受け継いだ受動免疫で感染症に罹ることは少ないのですが，半年を過ぎると，次々にウイルス感染を受け始めます。その代表が突発性発疹で，ヒトヘルペスウイルス6（HHV-6），ヒトヘルペスウイルス7（HHV-7）の感染により起こる病気で，2歳までにほとんどの小児が感染すると考えられています。

▶どんな症状がみられるの？

急な発熱（38〜40℃）で始まりますが，発熱のわりに元気なことが多く，鼻汁，咳などの上気道症状や下痢などの消化器症状も軽度です。解熱後半日くらいから発疹が出現します（図8[1]）。発疹は体幹を中心に扁平もしくはやや隆起した紅斑が現れ，徐々に上肢（手），頸部，顔面，下肢（足）へと広がります。発疹は色素沈着を残すことなく2〜3日で消失します。

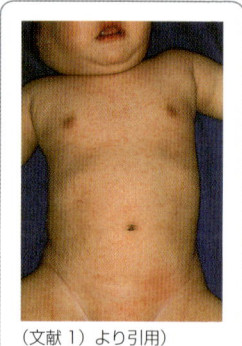

（文献1）より引用）

図8 全身に広がる発疹

治療

▶治療法は？

予防接種はありませんが，基本的には予後良好な疾患で特異的な治療はなく，必要に応じて解熱剤などを用います。時々，熱性けいれん〔→p.117参照〕を合併することがありますが，ほとんどは5分以内におさまり，後遺症の心配はありません。

引用文献
1）馬場直子：カラーアトラス こどもの皮疹・口内咽頭所見（絹巻 宏，ほか編），総合診療ブック こどもの皮疹・口内咽頭所見チェックガイド，p.4，医学書院，2000．

ウイルス感染症

6 インフルエンザ

疾患の基礎知識

▶ どんな疾患なの？

　インフルエンザウイルスを病原体とする気道感染症で，流行しやすく，時に重症化するので，一般のかぜ症候群とは分けて考えられています。

　インフルエンザウイルスにはA，B，Cの3型がありますが，ヒトに流行するのはA型とB型です。A型とB型ウイルス粒子の表面には赤血球凝集素ヘマグルチニン（HA）とノイラミニダーゼ（NA）という糖蛋白が発現していて，A型では，HAには15種類，NAには9種類もあり，この組み合わせによってたくさんの亜型に分類されます。ヒト以外にもブタやトリなどに感染するウイルスの特異性は，この組み合わせにより決定されます（図9）。

　一般に季節型といって冬に流行するタイプの代表であるA/H1N1（Aソ連型），A/H3N2（A香港型）などは，図9のようなHAとNAの種類によって名付けられています。さらに複雑なのは，同じようにみえるHAとNAの抗原性が毎年少しずつ変化をしていることです。そのため，毎年のように流行を繰り返します。

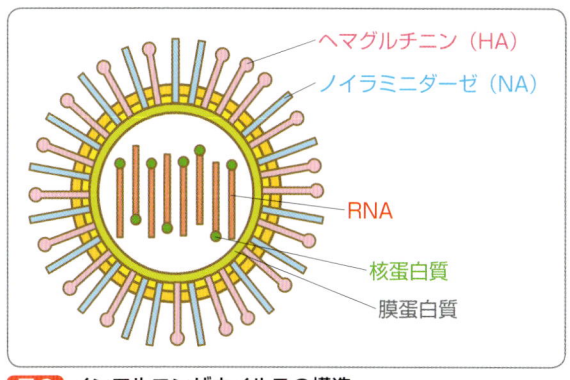

図9 インフルエンザウイルスの構造

（ヘマグルチニン（HA），ノイラミニダーゼ（NA），RNA，核蛋白質，膜蛋白質）

「インフルエンザ」ってどういう意味なの？

昔，大流行が周期的に起きることから，占星家が「寒気や星の影響（influence）により起こる病気」と言ったことが語源とされています。そのため，欧米の口語ではflu（フルー）と略されています。

▶ どんな症状がみられるの？

A型，B型インフルエンザはいずれも1～2日間の短い潜伏期間のあとに，発熱（通常38℃以上の高熱），頭痛，全身倦怠感，筋肉痛・関節痛などが突然出現します。咳，鼻汁などの上気道炎症状がこれに続き，5日間程度で軽快します。インフルエンザは，いわゆる「かぜ」に比べて全身症状が強いのが特徴です。

合併症にも注意が必要です。特に高齢者や呼吸器，循環器，腎臓に慢性疾患をもつ患者や，糖尿病，免疫不全の患者では，肺炎などの二次的な細菌感染症を起こしやすくなることが知られています。小児では熱性けいれんや気管支喘息を誘発したり，中耳炎を合併したりします。特に怖いのは，幼児を中心とした急激に悪化する急性脳症です。

検査と診断

▶ どのように診断するの？

鼻汁拭い液で10～20分以内に診断可能なインフルエンザ抗原検出キットがあり，広く使われています。ただ発熱直後だと，偽陰性（感染しているけれど検査では陰性）になることがあるので，最低でも発熱後，半日は経過してからでないと，正しい判定ができません。

治療

▶ 治療法は？

従来は対症療法が中心でしたが，現在はA型にもB型にも有効なノイラミニダーゼ阻害薬（ザナミビル，オセルタミビル）が広く使われています（表1）。ノイラミニダーゼ阻害薬は，発病後2日以内に服用すれば症状を軽くし，罹病期間を短縮することが期待できます。

表1 インフルエンザ治療薬（小児）

商品名（一般名）	投与方法と剤型	投与量	備考
タミフル®（オセルタミビルリン酸塩）	経口・粉薬	1日2回, 4 mg/kg/日, 5日間	1歳未満には投与不可
リレンザ®（ザナミビル水和物）	吸入・粉末	1日2回, 10 mg（5 mgを2回, 成人と同量）, 5日間	吸入薬が使える年齢である5歳以上が適応
イナビル®（ラニナミビルオクタン酸エステル水和物）	吸入・粉末	1回のみ。成人および10歳以上の小児は40 mg, 10歳未満の小児は20 mg	
ラピアクタ®（ペラミビル水和物）	点滴静注	1回のみ。10 mg/kg, 30 kg以上は成人と同量（300 mg）	医療機関で約15分以上かけて点滴

　対症療法として解熱剤を用いる場合は，なるべくアセトアミノフェンを使用します。インフルエンザ脳症をはじめ肺炎や気管支炎を併発した患児に対しては，臨床症状と重症度に応じた専門医療機関での集中治療が必要です。

　医療者も，インフルエンザの流行前にワクチン接種を受けるなどの感染対策が必要ね。

　流行期に入ったら院内ではマスクを着用すること。潜伏期はわずか1～2日なので，流行期に急な発熱をしたら，すぐに先輩ナースに報告しましょう。

ウイルス感染症

7 伝染性紅斑

疾患の基礎知識

▶ **どんな疾患なの？**

　ヒトパルボウイルスB19を病原体として飛沫感染します。このウイルスは気道を通して身体に入り込み，血流に乗って骨髄中の赤芽球（将来，赤血球になる前段階の細胞）に感染します。その後，抗体が作られ感染症が治った頃に顔に特徴的な発疹（楕円形のリンゴのような紅斑）が出るので，リンゴ病と呼ばれます。

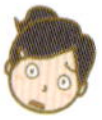

> 発疹が出る頃には治っているのなら，知らないうちに他人に感染させてしまうかもしれないわね。

> 他人に感染する時期に，この病気を診断することは難しいのよね。感染性がなくなったときに初めて「伝染性紅斑（リンゴ病）でした」と診断されるのが普通です。

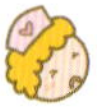

▶ **どんな症状がみられるの？**

　潜伏期は1週間前後です。感染後約1週間で，発熱，倦怠感，咳・鼻水などのかぜのような症状がみられることもありますが，全身症状としては軽症なことが多いです。この頃に他人への感染性を示します。

　さらに1週間が経過して，発熱，倦怠感，咳・鼻水などの症状が消失したあとに発疹が出現します。発疹は顔面，頬部の紅斑（図10）と全身，特に手足のレース状紅斑が特徴です。

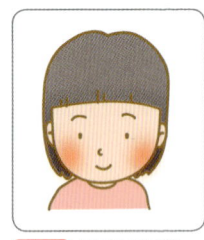

図10 頬部の紅斑

合併症には、以下のようなものがあります。

1 一過性骨髄無形成発作

ヒトパルボウイルス B19 は赤芽球に感染します。この1～2週の間、赤血球がうまく作れません。ただし、健常者の赤血球寿命は120日ですから、造血が少しの期間滞っても貧血は目立ちません。

しかし、溶血性貧血では赤血球寿命が短縮するため、貧血が増悪します。そのため、もともと遺伝性球状赤血球症やサラセミアなどの溶血性貧血をもつ患児がこの病気に罹ると、新しい赤血球が産生されずに急な貧血が現れてしまいます。いわば、自転車操業が間に合わなくなった状態です。

2 胎児水腫

妊娠初～中期の妊婦がヒトパルボウイルス B19 に初感染すると、胎盤を介して胎児も感染を起こしてしまいます。胎児はこのウイルスを駆除できずに持続感染となり、胎児水腫、心不全などの症状を起こし、時には胎児死亡に至ることもあり、注意が必要です。

検査と診断

▶ どのように診断するの？

発疹が出現する前に本症を診断することは、ほぼ不可能です。発疹出現後は特徴的な発疹により診断ができます。血液検査でヒトパルボウイルス B19 に対する抗体の測定も可能です。

治療

▶ 治療法は？

予防接種はありませんが、基本的には予後良好な疾患で特異的な治療はなく、必要に応じて解熱剤などを用います。

ウイルス感染症

8 伝染性単核球症

疾患の基礎知識

▶ どんな疾患なの？

EB（Epstein-Barr）ウイルスによる感染症で，発熱，咽頭扁桃腫脹，頸部リンパ節腫脹がみられます。乳幼児期に軽症のかぜ症状や不顕性感染で終わることが多いのですが，小児期，思春期に初感染を起こすと前述の症状がみられます。口や気道から感染するために，欧米では「キス病」などとも呼ばれます。

▶ どんな症状がみられるの？

潜伏期は4～6週間で，発熱，咽頭痛，全身のリンパ節腫脹などの症状を示します。咽頭，扁桃の発赤に加えて，口蓋扁桃に白苔の付着がみられることもあります。肝臓や脾臓の腫大もみられます。

検査と診断

▶ どのように診断するの？

伝染性単核球症に罹患すると，末梢血液中の白血球数は1～2万個/μLに達します。増加している白血球には大型の異型リンパ球と呼ばれるものがみられます。時に血小板減少を認めます。多くの場合に，肝機能障害も伴いますが，ほとんどの症例で1か月以内には正常化します。

確定診断としては，EBウイルスに対する抗体価を調べます。抗VCA（ウイルスの殻の表面にある蛋白質）に対するIgM抗体は感染早期より増加し，その後に抗VCA-IgG抗体が上昇します。最後に抗EBNA（ウイルスの核にある蛋白質）に対するIgG抗体が上昇します。血液中のこれらの抗体を測定することで，感染の時期を判定することができます。

治療

▶ 治療法は？

予後良好な疾患で，特異的な治療はありません。

細菌感染症

9 溶連菌感染症

疾患の基礎知識

▶ どんな疾患なの？

　溶連菌にはたくさんの種類がありますが，ヒトに病気を起こす重要な細菌は，A群β溶連菌とB群溶連菌です。A群β溶連菌は急性咽頭扁桃腺炎の原因となり，まれですが，リウマチ熱や溶連菌感染後腎炎などの合併症を起こします。

▶ どんな症状がみられるの？

　唾液や鼻水を介して感染し，急な発熱，咽頭痛で始まります。

　診察すると，咽頭の発赤や扁桃線の腫れがみられます。さらに舌乳頭も発赤腫大して「イチゴ舌」と呼ばれます（図11[1]）。

　また，発疹がみられることもあります。紅い細かい発疹で全身にみられますが，口の周りにみられないのが特徴で，「口囲蒼白」ともいわれます。

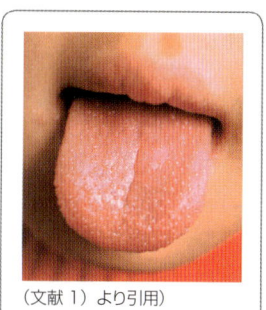

（文献1）より引用）

図11 イチゴ舌

「猩紅熱」とは違うの？

A群β溶連菌に感染すると，赤い発疹が特に強く出ます。これは「猩紅熱」と呼ばれ，以前は隔離が必要な病気でした。今は抗生物質で治るようになったので，あえて「猩紅熱」とは呼ばず，一般の溶連菌感染症として扱われています。

治療

▶ 治療法は？

　経口の抗菌薬を投与すると，熱は1～3日で下がり，24時間発熱がな

ければ幼稚園などの集団生活も可能になります。薬は1週間から10日間は服用します。

> 熱が下がったあとも、薬を1週間以上飲み続けるの？

> 症状が消えても、溶連菌は完全に消えたわけではありません。しっかりと叩いておかないと、あとでリウマチ熱や溶連菌感染後腎炎などの合併症を起こすことがあるのです。薬の服用期間をしっかりと説明しておきましょう。

引用文献
1) 小池通夫：標準小児科学 第3版（前川喜平, ほか編), p.3, 医学書院, 1997.

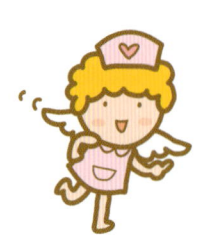

細菌感染症

10 ブドウ球菌感染症

疾患の基礎知識

▶どんな疾患なの？

ブドウ球菌はグラム陽性[注1]球菌の一種で，顕微鏡で見るとブドウの房のように細菌が集団を形成するところから名付けられています。ブドウ球菌は，健康なヒトの鼻腔，口腔や皮膚に多くみられますが，普段は害を及ぼすことはほとんどありません。臨床上問題となるのは，そのうちの黄色ブドウ球菌と呼ばれる細菌です。黄色ブドウ球菌は患児の年齢や感染を起こす部位によって，様々な病気を引き起こします。

注1）：細菌は，グラム染色によって紫色に染まるものは陽性，そうでないものは陰性と呼ばれます。

黄色ブドウ球菌は，なぜ黄色なの？

以前，培養検査で黄色の細菌の集落（コロニー）を形成したため，こう呼ばれるようになりました。今は特にブドウ球菌のなかでコアグラーゼという蛋白質を産生する細菌を，黄色ブドウ球菌と定義しています。

▶皮膚における黄色ブドウ球菌感染症

1 伝染性膿痂疹（とびひ）

虫刺されを掻きむしって傷付いた皮膚に黄色ブドウ球菌が増殖すると，膿痂疹（かさぶた）とびらんが生じ，皮膚にべったりした浸出液がみられます。このびらんをさらに掻きむしった爪で，ほかの皮膚を掻きむしることで病変が「飛び火（とびひ）」のように広がります。

2 癤，癰（おでき）

皮膚の毛孔（毛穴）から黄色ブドウ球菌が侵入し炎症を起こしたものを癤，さらに複数の毛孔に炎症が波及し融合したものを癰と呼びます。俗にいう「おでき」です。これが顔面にできると面疔と呼ばれます。このような表皮のおできが皮膚内部に及ぶと蜂窩織炎となり，局所の発赤，腫脹，

疼痛も激しくなり，放置すると敗血症にもなりかねません。

　軽症なら局所の消毒や掻きむしらないようにするだけで治りますが，重症化した場合やほかの皮膚感染症を併発した場合には，適切な抗菌薬の投与が必要です。

▶黄色ブドウ球菌の重篤な感染症

　黄色ブドウ球菌感染症では，先に述べた皮膚感染にとどまらず，血流に入り込み（菌血症や敗血症），身体の深部でも限局的に感染巣を作ることがあります。例えば，骨髄や関節の中に入り込んで骨髄炎や関節炎を起こしたり，肺に感染して重篤な肺炎を起こすこともあります。

▶黄色ブドウ球菌の毒素により起こる病気

　黄色ブドウ球菌は，細菌自体が増殖して重篤な感染症を起こすこともありますが，時々黄色ブドウ球菌が作る毒素によっていろいろな病気を起こすことも知られています。

1 ブドウ球菌性熱傷様皮膚症候群（staphylococcal scalded skin syndrome, SSSS）

　乳幼児にみられる黄色ブドウ球菌感染症の1つで，俗に「フォーエス」と呼ばれます。これは黄色ブドウ球菌が産生する毒素が原因で，表皮の結合が弱くなり，症状としては全身の皮膚のびらんや水疱形成がみられます（図12，13[1]）。水疱やびらんは擦れやすい部分，つまり肘窩（肘の内

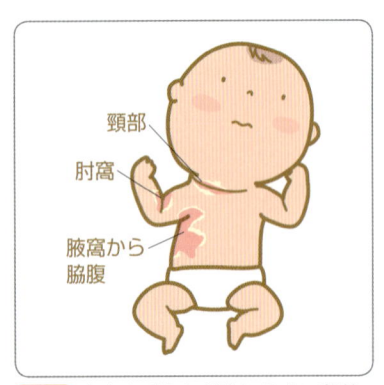

図12 水疱やびらんが生じやすい部位

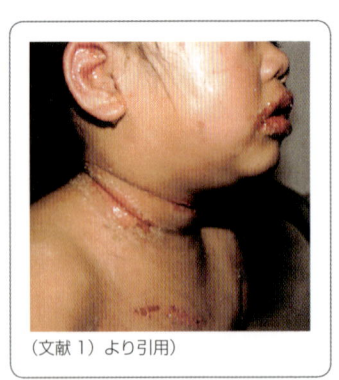

（文献1）より引用）

図13 SSSSによる皮膚のびらん

側）や腋窩，頸部などにできやすいです。敗血症のように重篤になることはまれですが，不機嫌で経口摂取ができなくなることもあり，輸液が必要となることがほとんどです。一般的にはSSSSそのものは，数日で自然軽快する病気です。

2 食中毒

黄色ブドウ球菌による食中毒は，食品中で増殖した黄色ブドウ球菌が産生した毒素により起こります。このように起こる食中毒は毒素型食中毒と呼ばれ，病原性大腸菌やサルモネラ菌などの感染性食中毒と区別されています。

一般に毒素による食中毒は，食べた2～3時間後に下痢，嘔吐，腹痛で発症し，毒素が排泄されると軽快します。黄色ブドウ球菌自体が体内に入る感染症ではないため，抗菌薬の投与は不要です。

引用文献
1) 尾内一信：標準小児科学 第7版（森川昭廣 監修），p.358，医学書院，2009.

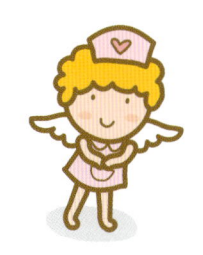

3 呼吸器疾患

呼吸器疾患の基本

▶呼吸器疾患と病変部位

呼吸器は，空気の通り道の気道（鼻腔，口腔，喉頭，気管，気管支，細気管支）とガス交換する肺胞からなります。呼吸器疾患をその部位から分類すると，上気道（鼻腔，口腔〜気管）と下気道（気管支以下）に分類されます。

代表的な疾患と病変部を図1に示します。一般的に，上気道の病変では吸気性の呼吸困難（息が吸いづらい）を，喘息や細気管支炎などの下気道の病変では呼気性の呼吸困難（息が吐きにくい）を示します。

> 小児，特に乳幼児の気道は細くて軟弱なので，つぶれやすいし，痰を出すことも難しい。そのため呼吸困難につながりやすいのです。そのうえ，自分で「苦しい」と言えないから，丁寧な観察が大切です。

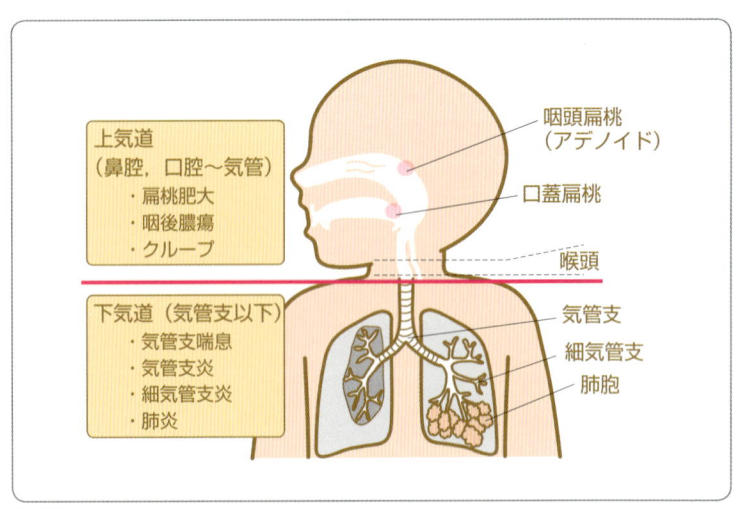

上気道（鼻腔，口腔〜気管）
・扁桃肥大
・咽後膿瘍
・クループ

下気道（気管支以下）
・気管支喘息
・気管支炎
・細気管支炎
・肺炎

咽頭扁桃（アデノイド）
口蓋扁桃
喉頭
気管支
細気管支
肺胞

図1 小児に起こりやすい疾患と病変部

▶呼吸音の表現，記録

聴診した呼吸音を記録するときは，正しい表現をすることが必要です。呼吸音の表現法と，異常音が起きる仕組みを確認しておきましょう。異常呼吸音は，断続性（途切れる音）と連続性（長く続く音）に分けられます。

1 断続性ラ音（断続性副雑音）crackles（クラックルス）

・coarse crackles（コース クラックルス）

「ブツブツ」，「プツプツ」という音。低調性で気道分泌物が破裂するときに生じます（図2）。そのために咳や咳払いで消えることもあります。気道に溜まった分泌物が破裂するときの音のため，吸気に聴取されることが多いです。肺炎，気管支炎，肺水腫のときに聴こえます。

・fine crackles（ファイン クラックルス）

「パリパリ」と高調性で乾いた感じの音です。肺の間質に柔軟性がなくなると，下気道に空気が入り下気道が開くときに生じる音です（図3）。そのため，吸気後半に聴こえます。間質性肺炎，肺線維症のときに聴こえます。

2 連続性ラ音（連続性副雑音）wheeze（ウィーズ）

下気道の狭窄部を空気が通過するときの振動音で，「ピーピー，ヒューヒュー」という高調性（high pitched）と，「ゼーゼー，ズーズー」という低調性（low pitched）に分けられます（図4）。喘息や喘息様気管支炎，細気管支炎などで聴かれます。

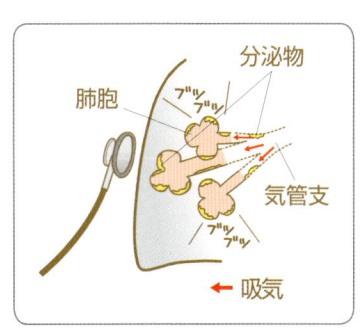

図2 低調性の断続性ラ音

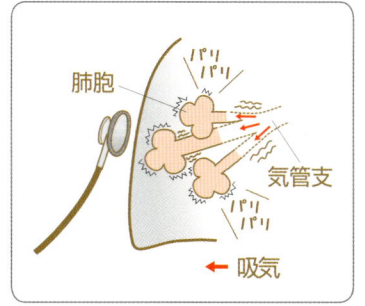

図3 高調性の断続性ラ音

呼吸器疾患の基本

また、このほかに知っておきたい異常呼吸音として、喘鳴があります。

3 喘鳴 stridor（ストライダー）

呼吸のときに聴かれる異常音で、胸腔外（鼻腔、咽頭、喉頭、上部気管）の狭窄病変を空気が通過することに由来します。肺を聴診すると肺野に響いて聴こえるために、肺に病変があると勘違いしやすい音です。

鼻炎、咽頭扁桃や口蓋扁桃の肥大、喉頭軟化症、クループ症候群、また、上気道の分泌物が咽頭・喉頭、上部気管に付着したときなどに聴こえます。

> 呼吸音以外で、見逃してはいけない呼吸障害のサインはある？

> 呼吸数と呼吸の深さが増す多呼吸、肋骨の下が吸気時にへこむ陥没呼吸、吸気時に鼻の穴が広がる鼻翼呼吸などは、視診でわかる呼吸障害のサインです。吸気のたびに肩が上がる努力呼吸も、通常は使わない筋肉を使わないと呼吸ができない状態なので、見逃さないようにしましょう。

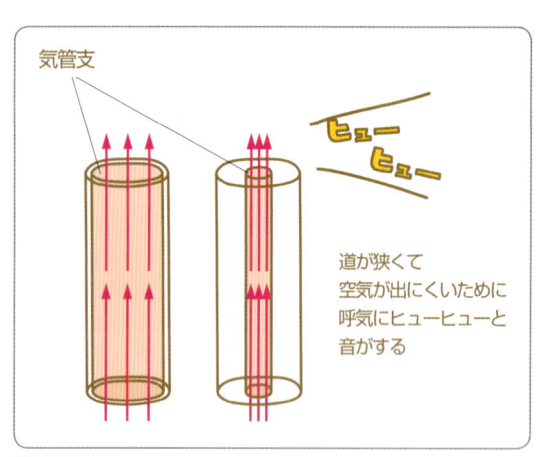

図4 連続性ラ音

1 気管支炎, 肺炎

疾患の基礎知識

▶ どんな疾患なの？

　気道は鼻から気管までの上気道と，気管支から肺胞までの下気道に分けられます。

　気道感染症の場合，細菌やウイルスなどの病原体の感染による炎症の中心がどこかにより病名が付きます。例えば，咽頭や口蓋扁桃の発赤腫脹を認めれば咽頭扁桃炎，気管支に炎症が認められれば気管支炎といいます。さらに下部ならば細気管支炎と呼ばれます。炎症が肺まで及べば肺炎となります。肺炎は肺実質である肺胞に炎症が起きる肺炎と，肺胞の壁などの間質組織に炎症が起きる間質性肺炎に分けられます。上気道の炎症が時間経過とともに気管支炎を起こし，炎症が気管支に沿って肺胞の領域にまで広がり，肺炎を起こすこともあります。

　これらの疾患は病原体の種類により細菌性，ウイルス性，マイコプラズマ（細菌の一種だが，細胞壁をもたない），真菌性などに分類できます。2歳以下の乳幼児に多くみられ，特に秋から冬に流行します。

　特にRSウイルスは，成人では上気道炎にとどまることが多いですが，乳幼児では細気管支が侵されるため呼吸困難を伴いやすく，注意が必要です。

▶ どんな症状がみられるの？

1. 鼻咽頭炎：くしゃみ，鼻水，鼻づまり
2. 咽頭扁桃炎：発熱，咽頭痛，咳，鼻水
3. 気管支炎，肺炎：発熱，激しい咳，痰

　感染を受けて炎症が起きた粘膜は，腫れて粘液の分泌が増えます。さらに気道が腫れたり，粘膜上皮の線毛が機能障害を起こすと痰などの分泌物が気道内に溜まり「ゼロゼロ」と音がしたり，聴診器で聴こえる肺雑音の原因になります。

> 小さい子は，よく咳とともに吐いてしまうことがあるわね。

> 乳幼児の場合，咳に伴う痰を口から吐き出せずに飲み込んでしまいがちです。咳の刺激で，嘔吐とともに飲み込んだ痰を吐き出すことがあるのです。

▶ どんな病原体で起きるの？

肺炎や気管支炎の原因となる細菌には，肺炎球菌，黄色ブドウ球菌などがあります。ウイルス性肺炎は，RS ウイルス，インフルエンザウイルスなどがあげられます。また新生児ではクラミジア，年長児ではマイコプラズマという微生物も原因にあげられます。

検査と診断

▶ どのように診断するの？

診察に加えて，胸部 X 線単純撮影と血液検査（白血球数，CRP など）で診断します。また，咽頭や喀痰の培養検査で原因細菌を調べます。RS ウイルスやインフルエンザウイルスは鼻汁中にウイルスがいるかを迅速検査で，マイコプラズマ肺炎は血液中に早期に出現する抗体（マイコプラズマ IgM）の上昇を確認することで早期診断します。

治療

▶ 治療法は？

ウイルス感染による気管支炎や肺炎の治療には対症療法がとられます。細菌感染の場合は対症療法に加えて，感受性のある抗菌薬を投与します。マイコプラズマ肺炎治療にはテトラサイクリンやマクロライドなどの薬が使用されます。

2 気管支喘息

疾患の基礎知識

▶ どんな疾患なの？

気管支喘息は，アレルギー反応によって気管支が収縮したり気管支の粘膜が腫れ，粘膜からの分泌物（痰）が増えて気管支が狭くなり，呼吸困難を呈する病気です（図5）。

小児喘息と診断される患児は，2歳までに全患児の約60％が，さらに6歳までに約90％が発病します。できるだけ早いうちから正確な診断を受け，適切な治療を受ければ，思春期までに患児全体の70％程度は治癒します。

> 喘息発作が起きるとリンパ球や好酸球などの炎症細胞が集まってきて，気管支平滑筋や基底膜が肥厚したり，粘膜からの分泌物が増えます

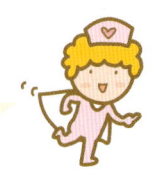

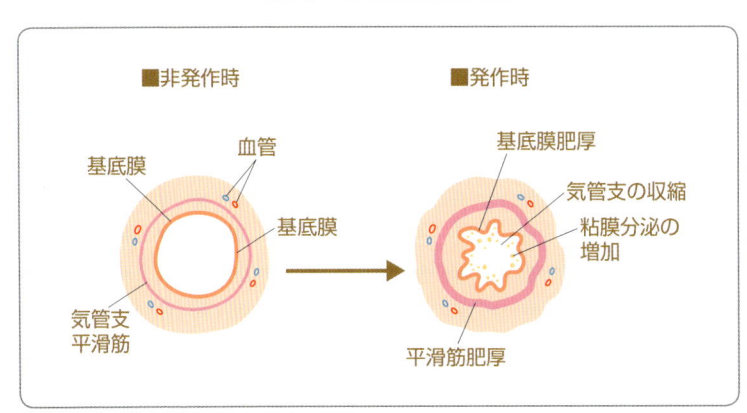

図5 アレルギーによる気管支の変化

😮 「アレルギー」ってよく使われる言葉だけれど，どういうことなの？

👩‍⚕️ ヒトの身体にウイルスなどの特定の物質（抗原）が入ってくると，体内で作られた抗体が抗原抗体反応を起こし，これを排除します。これを「免疫」と呼びます。この働きに対して，身体に不利な病的状態を起こしてしまうことを「アレルギー」，もしくは「アレルギー反応」と呼びます。アレルギーによって起こる病気には，気管支喘息以外にも食物アレルギー，アトピー性皮膚炎，アレルギー性鼻炎（花粉症），蕁麻疹などがあげられます。

▶ どんな症状がみられるの？

1 咳
乾いた「コンコン」という咳が出ます。悪化してくると，咳が激しくなってきます。

2 喘鳴
「ヒューヒュー」，「ゼーゼー」という，聴いているだけでも苦しくなってくるような呼吸の音がするようになります。これは狭くなった気管支の中を空気が通るために生じる音です。息を吐くときにヒューヒューという音がするので，「呼気性喘鳴」と呼ばれます。

3 呼吸困難
気管支が狭窄し十分な酸素が肺に供給されないので，呼吸が苦しくなります。そのため，呼吸数が増えたり（多呼吸），寝ている状態では苦しいので座った状態（起座呼吸）をとり，肩で息をする（肩呼吸）ようになったりします。さらに苦しくなると咳き込みがひどくなったり，唇の色が紫色（チアノーゼ）になったりします。

2～3歳までの乳幼児では，喘息の発作がひどくなると，咳やゼーゼーという音だけでなく，機嫌が悪くなったり，咳で吐いたり，激しく泣き叫んで眠れない状態となります。自分から呼吸困難を訴えることができないので，家族の人が注意深く観察してあげることが大切です。

検査と診断

▶ どのように診断するの？

喘息の診断は，前述の症状とそのほかのアレルギー素因があるかどうかの問診からなされます。さらに血液検査では血清総IgE，ダニやハウスダスト，スギ，卵白などの特定の物質を認識するIgEを測定します（RAST検査）。ただし，数値が高いからといって臨床症状が重症であるとは限りません。低値でも難治性喘息であるケースもあるので注意を要します。

> 患児の両親にとって「喘息」と診断されることはショックなことよね。

> 喘鳴が聴こえたときに，いきなり初対面の医師から「喘息です」と告げられるのはショックが大きいかもしれません。だから「少し気管支が敏感だね」，「かぜをひくとゼーゼーしやすいね」，「喘息様気管支炎ですね」などと，少し柔らかい説明をします。そのあと，両親との信頼関係ができ，疾患への理解ができてきた頃を見計らって「喘息」と診断を伝えることが多いようです。

> 親御さんの受け止め方をみながら，伝えることが大事なのね。

治療

▶ 治療法は？

アレルギー素因そのものを治すことは難しいのですが，原因となる物質（アレルゲン）を除去した生活環境を整えることも，症状を軽くするために重要です。

薬物治療は大きく分けて「発作を起こしにくくする予防薬」と「発作が起きたときの発作止め」に分けられます。長期間，定期的に使い続けることで気道の炎症を軽減したり，アレルギー素因を抑える治療が確立されてきています。長期的に使う薬として，主に抗アレルギー薬（経口，吸入），ステロイド薬（吸入），徐放性テオフィリン薬（経口），β_2刺激薬（シールの貼付，吸入）があげられます。

それでも喘息発作が生じてしまった場合には，経静脈的にステロイドやテオフィリンが追加されます。

3 クループ症候群

疾患の基礎知識

▶ どんな疾患なの？

　喉頭やその周囲の炎症により気道が急激に狭窄する病態で，生後6か月から6歳くらいの小児がかかりやすい疾患です。多くはウイルス（パラインフルエンザウイルス，インフルエンザウイルス，RSウイルス）が原因です。インフルエンザ桿菌では喉頭蓋がひどく腫れ，特に重症化しやすいので「喉頭蓋炎」と呼ばれます。

▶ どんな症状がみられるの？

1 呼吸困難

　小児の喉頭やその付近の気道は生理的に狭いため，呼吸困難が急激に進行します。チアノーゼがみられることもあるので注意が必要です。

2 吸気時喘鳴

　息を吸うときに「ヒューヒュー」と息の音が聴こえます。これに対して気管支の狭窄を起こす気管支喘息発作は呼気性の呼吸困難のため，呼気に「ヒューヒュー，ゼーゼー」という音が聴かれます。

3 犬吠様咳嗽（けんばいようがいそう）

　普通の「コンコン」，「ゴホンゴホン」という咳ではなく，まさに犬の吠える声のような「ケーンケーン」と響く咳になります。

4 嗄声（させい）

　声帯付近が腫れて，声が出しにくくなったり，声がれがみられます。

　犬の吠える声！　特徴がはっきりしているのね。

　小児科外来では，クループ症候群の患児が来ると，待合室にいる間に診断ができるともいわれます。それくらい特徴的な咳なのよ。

> 検査と診断

▶ どのように診断するの？

　クループ症候群では，頸部の軟部X線撮影で気道狭窄がみられます。気道が狭まった部分の形から，ワインボトルサイン，ペンシルサインなどと呼ばれます（図6）

　喉頭蓋炎の場合は，喉頭蓋（喉のふたの部分）が大きく腫れ上がっているので，横から撮ると親指のようにみえます（図7）。

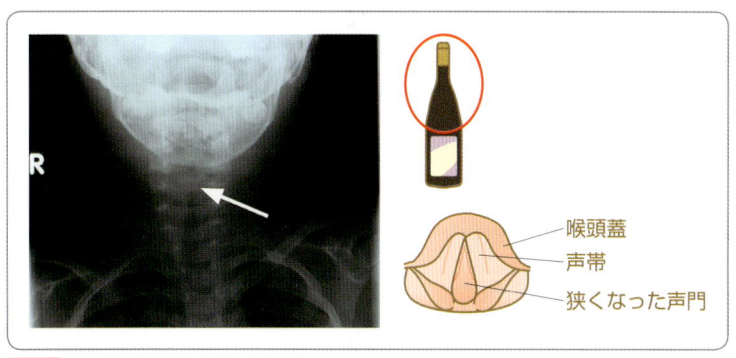

図6 気道狭窄のX線像（正面）

- 喉頭蓋
- 声帯
- 狭くなった声門

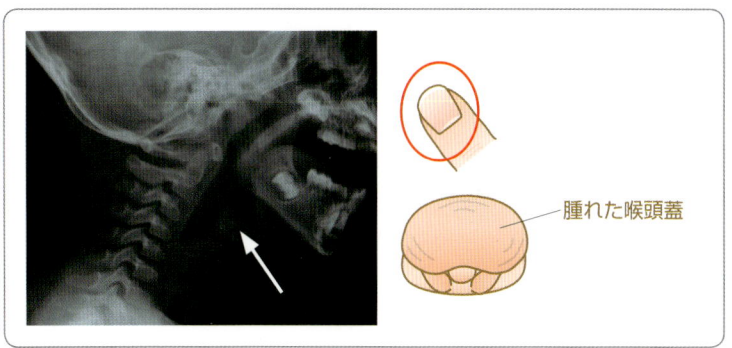

図7 腫脹した喉頭蓋のX線像（側面）

- 腫れた喉頭蓋

👩 クループ症候群の患児に対しては、どのようなケアが必要なの？

👩 気道粘膜が乾燥しないよう、加湿と水分補給を行います。SpO_2 が 95％以下ならば、酸素投与も必要です。
継時的な呼吸音の確認も忘れずに。息を吸ったときに「ヒューヒュー」と気管が狭くなっている音（吸気時喘鳴）がしたら、音の変化をしっかりと記録しておくこと。夜間は特に、症状が急速に悪化することがあるから要注意です。

治療

▶ 治療法は？

呼吸困難には酸素を投与し、腫れて狭くなった気道に対しては、エピネフリンやステロイドの吸入を行います。

インフルエンザ桿菌による喉頭蓋炎の場合は、抗菌薬の点滴静注も必要です。急激に呼吸困難が進行した場合は、喉頭がひどく腫れているため気管内挿管ができず、気管切開が必要になることもあります。

👩 喉頭蓋炎は重症化しやすいのね。予防法はないの？

👩 インフルエンザ桿菌の感染症は、Hib ワクチンが発症予防に有効です。

4 閉塞性睡眠時無呼吸症候群

疾患の基礎知識

▶ どんな疾患なの？

閉塞性睡眠時無呼吸症候群（obstructive sleep apnea syndrome：OSAS）は，睡眠中に胸や腹の呼吸運動はあるものの，上気道の閉塞により呼吸が停止してしまう病気です。そのために，睡眠が分断され十分な休養がとれなくなります。

一般に肥満した中高年に多いことが知られていますが，健康な小学校入学前の小児でも50人に1人くらいの割合でみられます。小児の場合は成人と違い，口蓋扁桃や咽頭扁桃（アデノイド）がこの頃に急速に肥大して上気道を塞いでしまうために起こります。

▶ アデノイドとは？

一般に口や鼻は細菌やウイルスが最も侵入しやすい場所です。この付近には「ワルダイエルの扁桃輪」と呼ばれる免疫をつかさどるリンパ組織が鼻腔，耳管，口腔を取り巻くように形成されています。よく扁桃腺と呼ばれるのが口蓋扁桃，アデノイドと呼ばれるのが咽頭扁桃のことです（図8）。

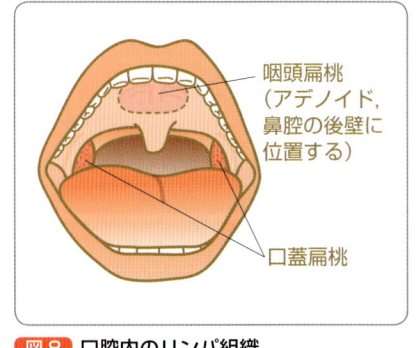

図8 口腔内のリンパ組織

アデノイドが肥大すると鼻呼吸の通り道を，口蓋扁桃が肥大すると口呼吸の通り道を塞ぎます（図9）。これらの組織は乳児の頃まではあまり発達していないのですが，3～4歳くらいから急激に発達してOSASの原因になります。

👦 よく幼稚園児や小学校低学年の子どもで、いつも口をあけて呼吸をしている子がいるわね。

👩 それは、アデノイドが肥大して鼻呼吸ができずに口呼吸をしているからかもしれません。いつも口を開けているため、何となく間延びした表情となります。これを「アデノイド顔貌」といいます。

▶ どんな症状がみられるの？

上気道の狭窄による呼吸障害と睡眠障害ですから、いびき、就寝・起床時間の遅延、寝起きの悪さ、長時間の昼寝などがみられるのはもちろんのこと、時に集中力の欠如、学力低下、情緒不安定など様々な症状を起こすことがあります。

検査と診断

▶ どのように診断するの？

睡眠時に呼吸障害を正確に診断するために、患児の睡眠の状態と呼吸状態を同時に調べる検査（終夜ポリグラフィー）を行います。この検査では、睡眠脳波、眼球運動、心電図、動脈血の酸素分圧、鼻と口の気流量、胸腹運動を同時に記録することにより、OSASの程度を判断します。これらは、体表にセンサーを装着しながら寝てもらう検査で、痛みは伴いません。

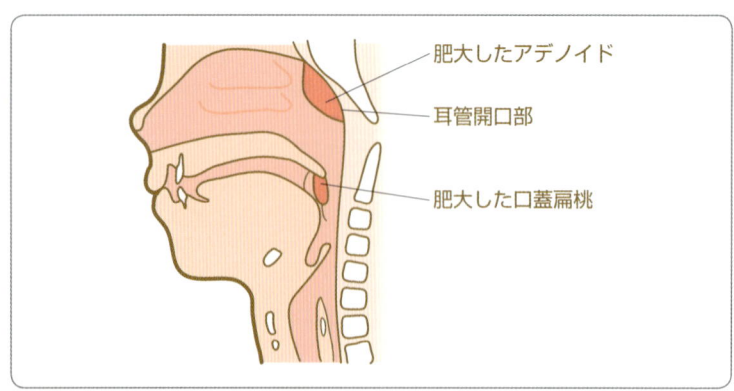

図9　アデノイドと口蓋扁桃の肥大

（肥大したアデノイド／耳管開口部／肥大した口蓋扁桃）

60　小児をみるとき、知っておきたい疾患

治療

▶治療法は？

　成人の場合は、持続的陽圧呼吸療法といって、鼻にマスクを装着して閉塞しやすい気道に加圧された空気（陽圧の空気）を送り、無呼吸を防止する方法もとられます。しかし小児の場合は、アデノイドや口蓋扁桃が小学校低学年くらいまでに大きくなることが予想され、さらに機器の装着は負担になるので、肥大したアデノイドと口蓋扁桃を耳鼻科的に切除します。

もう少し詳しく

アレルギーマーチ

　アレルギーマーチとは、直訳すると「アレルギーの行進」です。

　アレルギー体質はある程度、遺伝することが知られています。アレルギーの体質をもった子どもは、赤ちゃんの頃は食物アレルギーが原因で皮膚に湿疹、アトピー性皮膚炎が出やすくなり、幼児期になると上気道感染をきっかけに気道の過敏性が高まり、咳や「ヒューヒュー」、「ゼーゼー」といった喘鳴が出現します。こういった喘息性気管支炎などのエピソードを反復しているうちに、感染とは無関係に、季節の変わり目や気圧が変化するだけで咳や喘鳴が出現するようになると「小児喘息」と呼ばれます。成長するに従い小児喘息から卒業したあと、スギ花粉の花粉症を発症することもあります。

　このように、アレルギーの症状が年齢とともに姿を変えて出現することから「アレルギマーチ」と呼ばれるのです。ただし、この連鎖はアレルギー体質をもつ人すべてに当てはまるわけではありません。

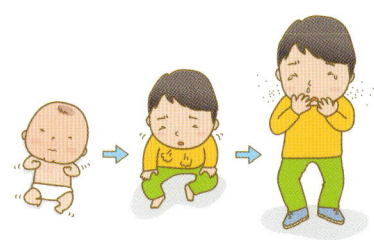

4 循環器疾患

循環器疾患の基本

▶心不全って、いったい何？

循環器は、血液を全身に駆出する役割を担っています。この機能が何らかの理由で低下し、身体の要求に見合うだけの血液を送り出せなくなった状態が心不全です。心不全の原因としては、次のようなものがあげられます。

1 心臓の筋肉の収縮力そのものが低下した場合
2 心臓への負担（まかなう血液の量と、押し出すときの抵抗）が大きすぎる場合
3 1と2の両方が起こったとき

成人の心筋梗塞と違って、小児では非常にまれな病気（心筋症、心筋炎、川崎病の後遺症など）を除けば、1が直接の原因となるよりは、2によって心不全が始まる場合がほとんどです。

2の最大の理由は、生まれつきの心臓の異常（穴があいている、血管や弁の形・位置が間違っているなど）で、この状態がいつまでも続くと、やがて1を招き、ついには3に至ります。早く見つけて早く治療を始めなければなりません。

▶心不全と血液循環

心臓のある地点を出発した血液は、必ず同じ分量で元の場所に還ってきます。この途中で身体に要/不要な物質がやり取りされますが、なかでも、肺を通過するときに呼吸によって取り入れた酸素を全身に届けるのが一番大切な仕事です。そこで、血液を肺に送り出す右心室が担当する部分を肺循環と呼び、左心室が身体全体へと駆出する体循環と区別して考えます（図1）。とはいえ、両者はひとつながりになっているので、初めに述べたように、出発地点には同じだけの血液が還ってくるはずです。もし穴があいていたり、寄り道をしてきたりするようなら、どこかに応分の負担が発生することになります。

図1 体循環と肺循環

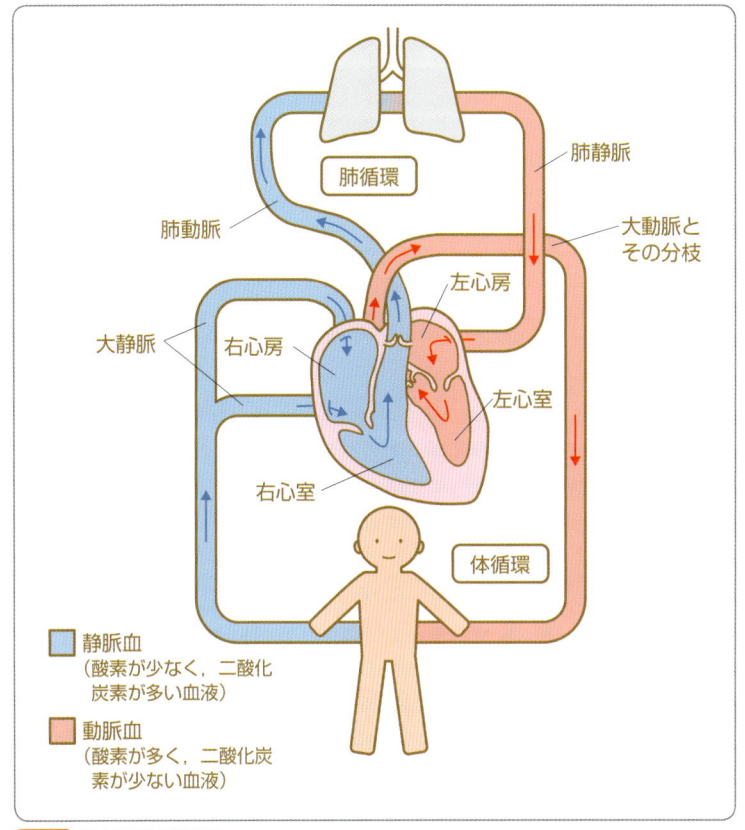

▶ どんな症状がみられるの?

　小児の場合,成人のように症状を詳しく聞き出すことはできません。循環器の不調を表す様々なサインから,すべてを察してあげる必要があります。心不全は,「循環」という言葉からもわかるように,血液の「めぐり」が悪く交通渋滞に陥った状態です。それが肺循環で起これば「息遣いが浅くて速い」,「ミルクが飲めない,あるいは息継ぎがちになる」などの呼吸に関するものとなります。体循環に及べば「急激な体重の増加やむくみ」として観察されます。

さらに進行して心拍出量まで低下すると，手足はじっとり冷たく，脈も触れづらくなります。こうなると，誰がみてもぐったりした状態となります。

　チアノーゼも，小児の心臓病の典型的な症状の1つですが，こちらは見たものそのままが所見です。原因は，酸素を受け取らない血液が全身をめぐることにあるので，肺循環と体循環のつながり方に何らかの間違いがあるはずです。ただし，チアノーゼがあっても，必ずしも血液が渋滞している（すなわち心不全）とは限らないので，その区別をきちんとつけることも，種類の多い心疾患を鑑別する大事な手がかりです。

> チアノーゼって唇や指先が紫色になることよね。

> 目に見える症状としては，そうね。全身を回ってきた酸素が乏しい血液が，肺を通らずに全身に流れてしまうと，チアノーゼが現れます。

> 心疾患では必ずチアノーゼが現れるの？

> いいえ，そうとは限りません。たとえどこかで血液が混ざるような異常があっても，それが右心から左心の方向でなければ現れません。心室中隔欠損症や心房中隔欠損症のように，左心から右心の方向に混ざってもチアノーゼにはならないのです。

▶ 診察のときに気を付けることは？

　まず，生まれてから診察を受けにくるまでのいきさつをよく把握しましょう。「成長や発達が遅い」，「子どもらしい快活さがない」などの生活歴はどうでしょうか？　赤ちゃん（乳児）なら「あまりミルクを飲まない，それなのにむくんで体重が増える」，「やたらと，かぜをひく」などは心不全の徴候です。「寝ているのに脈拍が速い」，「はだかにすると胸全体が拍動するようにみえる」のも，心臓の負担を示しています。軽いチアノーゼは，わかりにくいことがあるので，必ず頬の内側など粘膜の色で確認しましょう。酸素をかがせても改善がなければ，動脈血と静脈血が混じって流れる病気の可能性があります。

👦 小児の心音聴取って難しい！ 泣かれてしまうとよく聴こえないし…

👩‍⚕️ 小児は心拍数も速いし，聴診は確かに難しいわね。でも激しく泣いていても，必ず息継ぎをするから，その瞬間に集中して聴くのがコツ。心音が異様に近く聴こえる（＝亢進している）のは，心臓が無理して脈打っている証拠だから注意が必要です。それから，すべての心臓病で雑音がするとは限りません。心雑音は流れる血液の量や速度や圧力の差によって生じます。穴の大きさや血管の太さだけでは決まらないのです。だから，重症でも聴こえない場合があるのはわかるわね。そのほかの所見と組み合わせて考えることが必要なのよ。

▶ 心疾患の種類（図2）

心疾患の種類は，形の異常に原因があるものと，そうでないものに分けられます。前者はいわゆる先天性心疾患で，種類が多いので分類の仕方も様々ですが，見ためにチアノーゼがある／ない，心不全がいつ頃はっきりしてくるかで考えるとよいでしょう。もちろん重症なものほど早く症状が現れます。後者の代表は不整脈ですが，ほかには心筋症，心筋炎，川崎病の後遺症などがあります。

また，甲状腺の病気や貧血のときには，身体の代謝や酸素の要求が過度となるため，心臓がどんなにがんばって血液を送り出しても追いつかない状態（＝高拍出性心不全）になることもあります。

👦 チアノーゼ型の疾患は，肺血流減少型と動静脈混合型（図2）に分けられるのね。どのような違いなの？

👩‍⚕️ 肺への血流が少なくなるために起こるものと，逆に肺への血流が増えすぎるために起こるものがあります。前者の代表がファロー四徴症（TOF），後者の代表が心内膜床欠損症（ECD），完全大血管転位症（TGA）です。

循環器疾患の基本

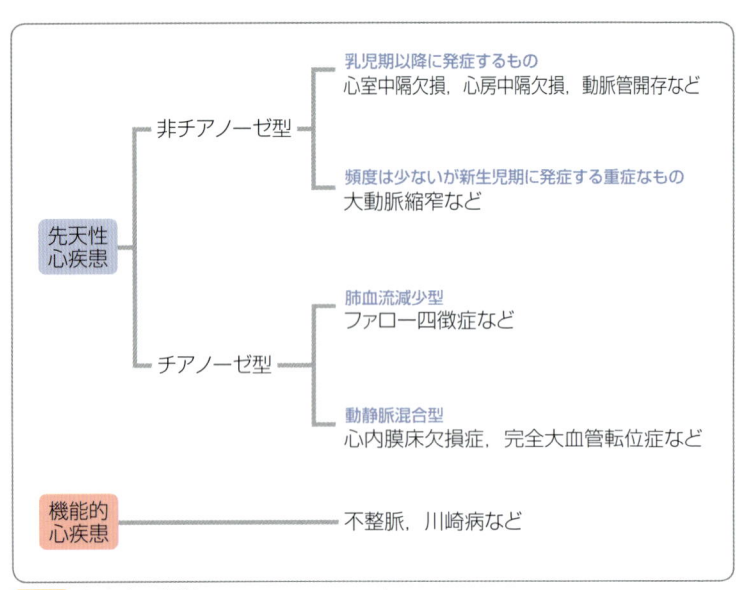

```
先天性
心疾患 ─┬─ 非チアノーゼ型 ─┬─ 乳児期以降に発症するもの
        │                 │  心室中隔欠損，心房中隔欠損，動脈管開存など
        │                 │
        │                 └─ 頻度は少ないが新生児期に発症する重症なもの
        │                    大動脈縮窄など
        │
        └─ チアノーゼ型 ─┬─ 肺血流減少型
                        │  ファロー四徴症など
                        │
                        └─ 動静脈混合型
                           心内膜床欠損症，完全大血管転位症など

機能的
心疾患 ──── 不整脈，川崎病など
```

図2 心疾患の種類

先天性心疾患

1 心室中隔欠損（VSD）

疾患の基礎知識

▶ **どんな疾患なの？**

全先天性心疾患中で最多です。文字通り左心室と右心室を隔てている壁（心室中隔）に孔があいています（図3）。病態の基本はこの孔を介して、動脈血の一部が左心室から右心室に流れ込むことです（左右短絡）。

その結果、流れ込んだ血液により肺循環（肺動脈→肺→肺静脈→左心房→左心室と流れる血液）の量が増え、肺や心臓に余分な負担がかかるようになります。

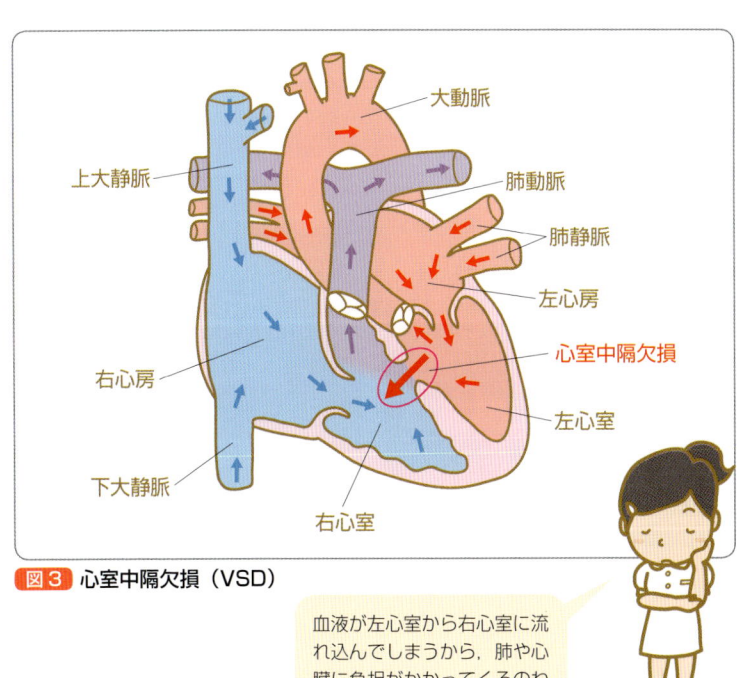

図3 心室中隔欠損（VSD）

血液が左心室から右心室に流れ込んでしまうから、肺や心臓に負担がかかってくるのね

▶ どんな症状がみられるの？

　欠損孔が小さい場合は流れ込む血液量（短絡量）も少ないため，肺や心臓にかかる負担も少なく無症状のこともあります。しかし，欠損孔が大きい場合は短絡量も多く，徐々に肺や心臓に負担がかかり，やがて心不全となります。乳児では多呼吸，哺乳不良，多汗を認め，成長に見合う体重増加がみられません。

検査と診断

▶ どのように診断するの？

　聴診所見では，血液が欠損孔を通過する際に生じる雑音が聴こえます。胸部X線写真では負担のかかった心臓は大きくなり，増加した肺血流量のため肺動脈は太くなります。心エコー検査では直接，欠損孔や短絡している血液を確認できます（図4）。なお，心臓カテーテル検査により短絡量を推定することができ，これにより手術治療の適応を決定します。

　小児の場合，機能性心雑音（無害性心雑音）はよく聴かれます。特に貧血があったり，緊張したりしただけでも聴こえることがあります。この雑音は病的心雑音と比較して小さく，体位の変化（臥位）で小さくなることが多いです。

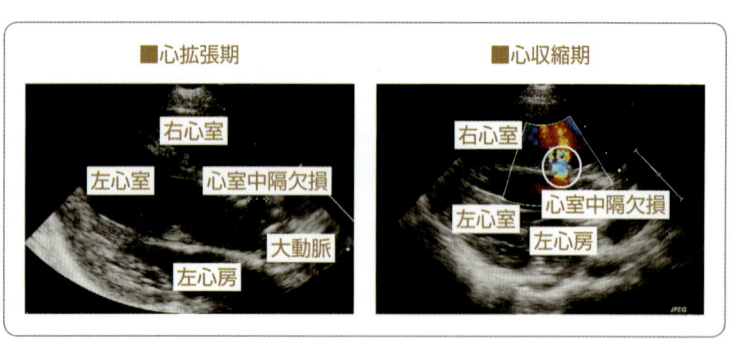

図4　心室中隔欠損の心エコー図

😮 心雑音は，通常の心音「ドックン，ドックン」のほかに聴こえる音よね？

👩‍⚕️ そう，心音の1サイクルは，心房と心室の間の弁（房室弁）が閉鎖するⅠ音に始まり，心室が収縮します。その後，大動脈弁の閉鎖する音（ⅡA）と肺動脈弁の閉鎖する音（ⅡP）からなるⅡ音が聴かれます。つまりⅠ音とⅡ音の間が収縮期，Ⅱ音とⅠ音の間が拡張期となるわけです。一方で心室中隔欠損（VSD）では，Ⅰ音とⅡ音の間＝収縮期全般にわたり雑音が聴こえます。

治療

▶ 治療法は？

欠損孔の大きさや病態の重症度を判定することが重要です。上記の検査を行い，軽症であれば無治療で経過観察することもあります。中等症であれば，心臓や肺の負担を軽減するために，利尿剤などの内服薬を投与します。重症であれば，外科手術が必要になります。具体的には「パッチ」と呼ばれる人工のあて布を用いた閉鎖術が行われます（パッチ閉鎖術）。

😮 治療しなくても大丈夫なの？

👩‍⚕️ 孔が小さいものは自然に閉じることもあります。閉じなくても普通の生活を送れることがほとんどです。

😮 日常生活で特に気を付けることはないの？

👩‍⚕️ 歯を抜くときには，抗菌薬を服用してもらう必要があります。抜歯した部位からばい菌が血液に入って，VSDの欠損孔付近にばい菌の巣を作ることがあるからです（心内膜炎）。

先天性心疾患

2 心房中隔欠損（ASD）

疾患の基礎知識

▶ どんな疾患なの？

　全先天性心疾患中，2番目に多い疾患です。左心房と右心房を隔てている壁（心房中隔）に孔があいています（図5）。この孔を介して動脈血の一部が左心房から右心房に流れ込みます。その結果，血液量が増えてしまい，肺循環（右心房→右心室→肺動脈）に負担がかかるようになります。

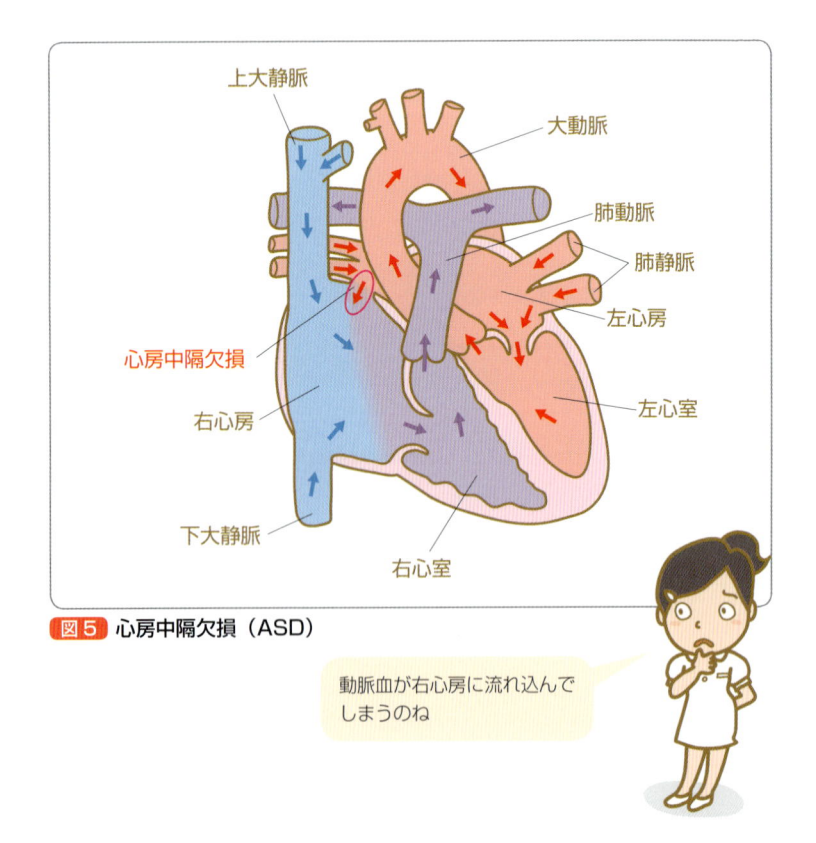

図5　心房中隔欠損（ASD）

（図中ラベル：上大静脈、大動脈、肺動脈、肺静脈、左心房、心房中隔欠損、右心房、左心室、下大静脈、右心室）

> 動脈血が右心房に流れ込んでしまうのね

▶ どんな症状があるの？

　出生直後には心雑音がなく，原則として乳児期に心不全症状を認めることはありません。その後も無症状で経過することが多く，学校心臓検診で発見されることが多いです。無治療で経過した場合，運動時呼吸困難，易疲労感，動悸，息切れを認めるようになります。

検査と診断
▶ どのように診断するの？

　心房間を通過する血液の雑音は聴かれませんが，肺血流量が増加することで胸骨左縁の第2肋間あたりで収縮期に駆出性の雑音が聴こえます。また，Ⅱ音（ⅡA：大動脈弁の閉鎖音，ⅡP：肺動脈弁の閉鎖音）は，肺血流量が増えるために，ⅡPがいつもⅡAより遅れて聴こえます。これを「Ⅱ音の固定性分裂」といいます。

　胸部X線写真では肺血流量が増えるため，肺野は白くなります。心エコー検査では直接，欠損孔や短絡している血液を確認できます。心室中隔欠損と同様に，心臓カテーテル検査により短絡量を推定することができ，これにより手術治療の適応を決定します。

治療
▶ 治療法は？

　小児期にはほとんど無症状ですが，やがて心不全症状を認めるようになることがあります。症状があるときや一定以上の短絡量を認める場合は手術でパッチ閉鎖術を行います。最近では症例によってはカテーテルを用いてパッチ閉鎖を行うこともあります。

先天性心疾患

3 動脈管開存（PDA）

疾患の基礎知識

▶どんな疾患なの？

　大動脈と肺動脈をつなぐ管を動脈管といいます。動脈管は赤ちゃんが母親のお腹にいるときは，血液の重要な通り道となっています。そして正常であれば，生まれたあとは生後2日目くらいまでに自然に閉鎖します。

　しかし，この動脈管が閉じずにいると大動脈に流れている動脈血が動脈管を介して肺動脈に流れ込みます。その結果，肺への血流量が増えて肺や心臓に負担がかかるようになります（図6）。

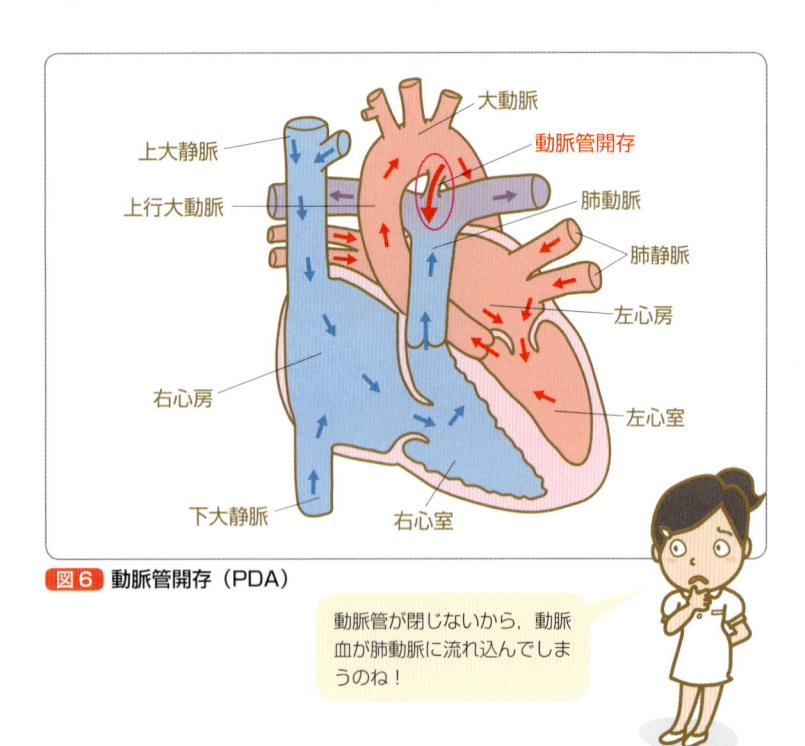

図6 動脈管開存（PDA）

動脈管が閉じないから，動脈血が肺動脈に流れ込んでしまうのね！

▶ どんな症状があるの？

　成熟児の場合，新生児期には症状を認めることはほとんどありません。しかし，乳児期になって呼吸や脈拍が速くなり，哺乳力も低下して体重増加を認めなくなります。

　一方，低出生体重児の場合は出生直後から症状が出てくることがあります。この場合は身体に流れる血液の一部が肺動脈に流れてしまうため，腸や腎臓に流れる血液が減ってしまいます。そのため，お腹が張ってミルクの吸収が悪くなり，尿の量が減ってしまいます。

> 生まれてすぐの赤ちゃんに症状が出てくるのは心配ね。

> 小さく生まれた赤ちゃんはただでさえ未熟なのに，ミルクがうまく吸収できなかったり，尿の量が減ってしまったら，本当に命取りになってしまいます。だから動脈管の管理はすごく重要なのです。

検査と診断

▶ どのように診断するの？

　聴診上は動脈管を血液が通過する雑音が聴こえます。大動脈圧は肺動脈圧より高いため，心室中隔欠損（VSD）や心房中隔欠損（ASD）と異なり，拡張期と収縮期ともに動脈管を流れる血流音が連続性雑音として聴取されます。胸部X線写真では負担のかかった心臓は大きくなり，肺の血液量が増えるため肺は白くなります。心エコー検査では直接，動脈管を確認できます。なお，心臓カテーテル検査でも動脈管を確認でき，短絡量を推定することができます。

治療

▶ 治療法は？

　乳児期は水分制限や酸素投与のほか，インドメタシンといった薬剤で動脈管を閉鎖します。乳児期以降に心不全症状を認める場合は，手術によって動脈管を縛ることが一般的です。

③動脈管開存（PDA）

先天性心疾患

4 大動脈縮窄症（CoA）

疾患の基礎知識

▶ どんな疾患なの？

大動脈弓の一部が狭窄している病気で，そこから先の血液の流れが悪くなります（図7）。上半身への血液を出したあとに狭窄をしていることが多く，下半身への血液の流れが悪くなります。この疾患の場合，生後数日間は動脈管が開存しており，動脈管を介して下半身への血液を補っています。

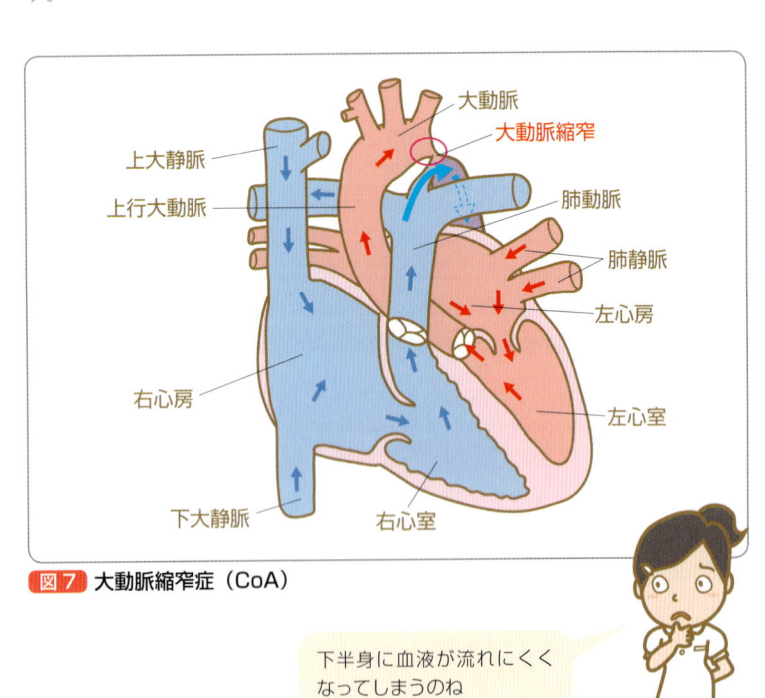

図7 **大動脈縮窄症（CoA）**

下半身に血液が流れにくくなってしまうのね

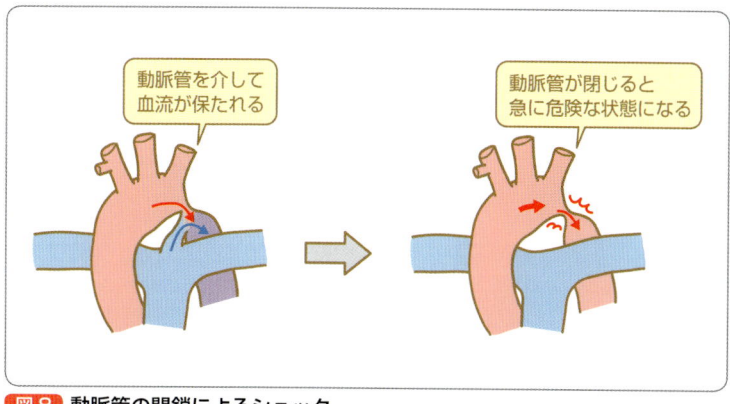

図8 動脈管の閉鎖によるショック

▶ どんな症状があるの？

上半身は左心室から出た動脈血が流れますが、下半身は肺動脈からの静脈血が動脈管を介して主に流れるため、下半身のみチアノーゼを認めます。しかし、生後しばらくすると動脈管が閉じてしまい、下半身に血液がほとんど流れなくなってしまいます（図8）。そうなると、腎臓や腸管にまったく血液が流れなくなり腎臓や腸管が壊死してしまい、生命に危険が及んでしまいます。

CoAの場合、酸素は使っていいの？

酸素は基本的には使いません。先天性の心疾患のなかには、動脈管を開いたままにしておかないといけない心疾患があり、大動脈縮窄症をはじめ、大動脈閉鎖、肺動脈閉鎖や肺動脈狭窄などがあげられます。こういった疾患にチアノーゼがあるからといって酸素を使ってしまうと、動脈管を閉じてしまうからです。心奇形は酸素を使ってはいけないこともあるので気を付けましょう。

④大動脈縮窄症（CoA）

検査と診断

▶どのように診断するの？

　上半身と下半身では血液の酸素飽和度が違うため，パルスオキシメーターで上下肢差を認めます。また，血圧も上下肢差を認めます（上肢のほうが高くなります）。心エコー検査では直接，狭窄部を確認することができます。

治療

▶治療法は？

　動脈管が閉じた場合は致命的になってしまうため，出生直後から動脈管を広げておく薬（プロスタグランジン E_1）を使用し，下半身の血液を確保します。しかし，これは手術までの内科的管理であり，最終的には手術にて狭窄部を切除し，血管をつなぎ合わせます。

先天性心疾患

5 ファロー四徴症（TOF）

疾患の基礎知識

▶ どんな疾患なの？

　全先天性心疾患のなかで3番目に多く，チアノーゼ性心疾患のなかでは最多です。心室中隔欠損，肺動脈狭窄，右室肥大，大動脈騎乗の4つの特徴を認めるため四徴症と呼ばれます（図9）。肺動脈狭窄のため，肺に流れるはずの静脈血の一部が心室中隔欠損を介して左心室に流れ込みます。そのため，左心室から静脈血と動脈血が混合した血液が全身に送られ，チアノーゼを認めるようになります。

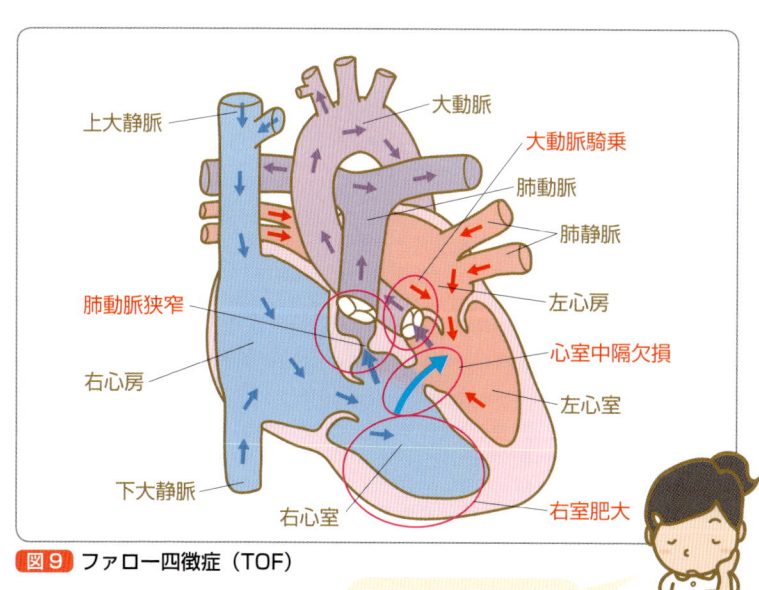

図9 ファロー四徴症（TOF）

4つの特徴があるから「四徴症」なのね

▶ どんな症状があるの？

　出生直後は肺動脈狭窄が軽度であることが多く，無症状なことがほとんどです。しかし，成長に伴い肺動脈狭窄が進行し，生後1～6か月でチアノーゼを認めるようになります。1歳頃になると徐々に易疲労性，運動時呼吸困難，発育遅延を認めるようになります。また，泣くなどの興奮によって肺動脈狭窄が悪化し，肺血流量が極端に減ってしまい，呼吸が止まってしまうことがあります。ひどいときは失神，けいれんを起こし死亡することもあります。これを無酸素発作と呼びます。

無酸素発作のときは，どうすればいいの？

子どもはうずくまって，少しでも肺に血液が流れるようにしています。これを蹲踞（そんきょ）と呼びます。このときは急いで酸素をたくさん流して，鎮静する薬を使うようにします。大事なことは予防で，あまり泣かせないように気を付けて管理しなければいけません。

検査と診断

▶ どのように診断するの？

　聴診上は，血液が狭い肺動脈を通過する雑音が聴こえます。胸部X線写真では特徴的な心陰影（木靴心：図10）を認め，また肺血流量が少ないため肺野は明るくなります。心エコー検査では4つの特徴を確認することができ，診断には最も有用です。

　手術の前には必ず心臓カテーテル検査を行い，肺動脈の発達を確認します。肺血流量が少ないために，肺動脈が細くなってしまうことがあるからです。

「木靴心」って聞いたことがあるけれど，普通の靴の形とは少し違うみたい。つま先の部分が上に上がっているのね。

これはオランダの木靴の形です。右室肥大により，心尖部が上に上がるために，心臓の陰影がこのような形に見えるのよ。

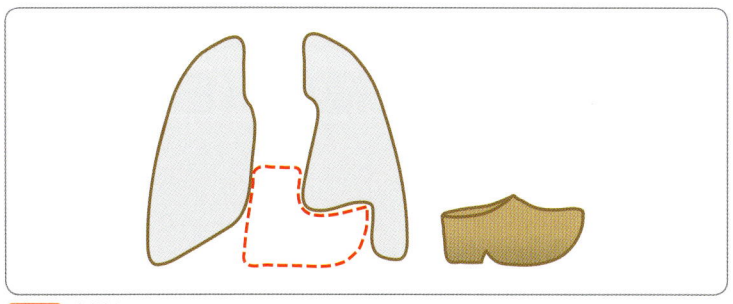

図10 木靴心

治療

▶治療法は？

　無治療では半数が幼児期に死亡してしまうため，最近では肺動脈がしっかり発達した1歳前後に根治術（心室中隔欠損閉鎖および肺動脈狭窄の解除）を行います。肺動脈が細い場合はBTシャント術を行い，肺動脈の発達を促します。

　BTシャント手術とは，外科医のBlalockと小児科医のTaussigが考えた，肺循環血流量を増やすための術式です。鎖骨下動脈と肺動脈をグラフトという管を用いて吻合します。これにより肺に行く血液を増やすことができます（図11）。

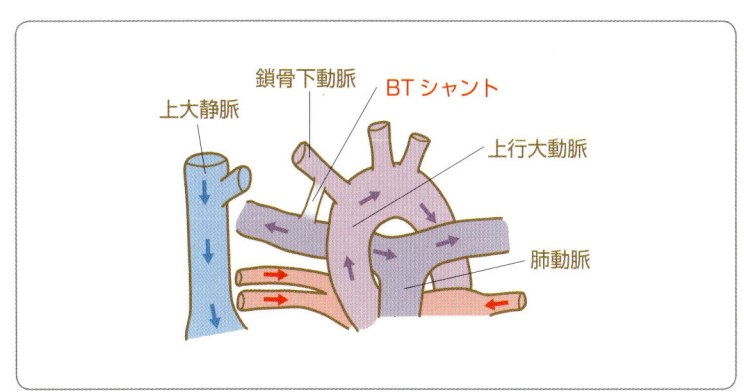

図11 BTシャント手術

⑤ファロー四徴症（TOF）

先天性心疾患

6 心内膜床欠損症（ECD）

疾患の基礎知識

▶ どんな疾患なの？

　心臓の中心部を形成する心内膜床が欠損しています（図12）。具体的には，心臓の4つの部屋が結び付く共通部分である心房中隔下壁から心室中隔上壁までの中隔壁が欠損しています。また本来，僧帽弁と三尖弁の2つに分かれるはずの弁が分離せず1つの弁となっています（共通房室弁）。

　その結果，心房中隔欠損と心室中隔欠損が合わさったようになり，肺血流量が非常に多くなります。この疾患はダウン症児に多くみられます。

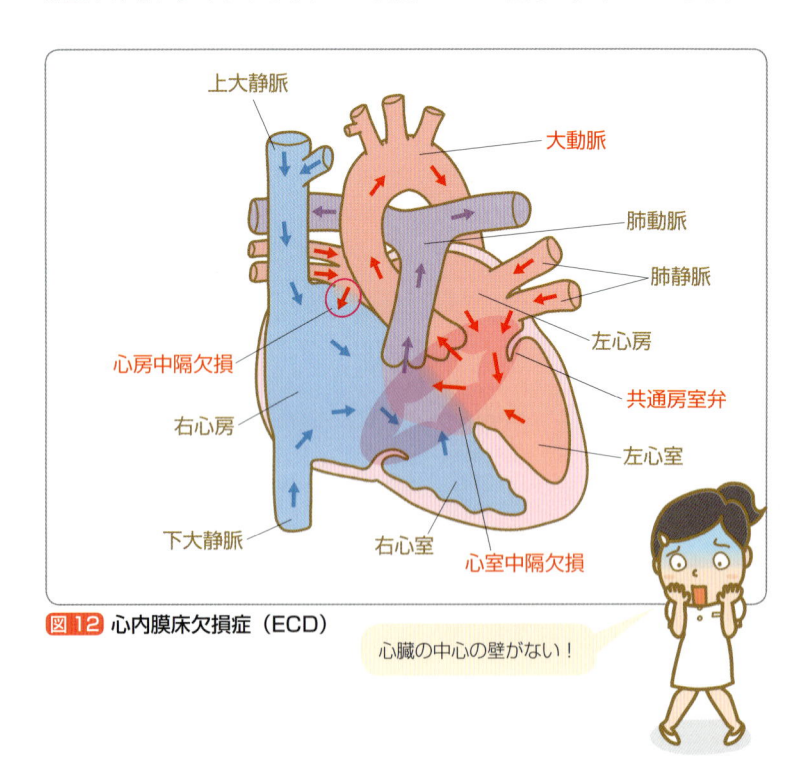

図12 心内膜床欠損症（ECD）

心臓の中心の壁がない！

80　小児をみるとき，知っておきたい疾患

▶ どんな症状があるの？

　肺血流量が非常に増えるため，肺と心臓をめぐる血液が多くなり，乳児期早期から多呼吸，哺乳不良，体重増加不良といった心不全症状を認めるようになります。また，非常に大きな欠損孔のため，動脈血と静脈血が心臓内で混じり合い，軽度ですが，チアノーゼを認めることもあります。

> この病気も酸素を使ってはいけないの？

> **チアノーゼを認める病気ですが，この病気も基本的に酸素は使いません。なぜなら，酸素は肺に血液を多く送る働きがあるからです。酸素を使うことでより肺血流量が増えて，心不全が悪化してしまいます。**

検査と診断

▶ どのように診断するの？

　胸部 X 線写真では，心臓が大きくなり肺野も白くなります。心エコー検査では，心房中隔から心室中隔にまで及ぶ欠損孔を見ることができます。また，僧帽弁と三尖弁が分かれていない共通房室弁を欠損孔の真ん中に確認できます。

治療

▶ 治療法は？

　乳児期早期から心不全を認めるため，できる限り早く手術を行います。具体的には，欠損孔をパッチを用いて閉鎖します。その際，共通房室弁も本来の僧帽弁や三尖弁のように分離します。なお，手術までは利尿剤などの内科管理を行い，心不全が進まないよう管理します。

先天性心疾患

7 完全大血管転位症（TGA）

疾患の基礎知識

▶ どんな疾患なの？

　右心室から大動脈，左心室から肺動脈が出ている心奇形です（図13）。身体には右心室からの血液が運ばれるため，主に静脈血が流れることになります。しかし，このままでは生きていけないので，必ず静脈血と動脈血が混じる通路もしくは孔が必要になります。多くは動脈管と心房中隔欠損（卵円孔）ですが，この通路や孔を介して静脈血と動脈血が混じり合い，何とか身体に酸素を運べるようになります。

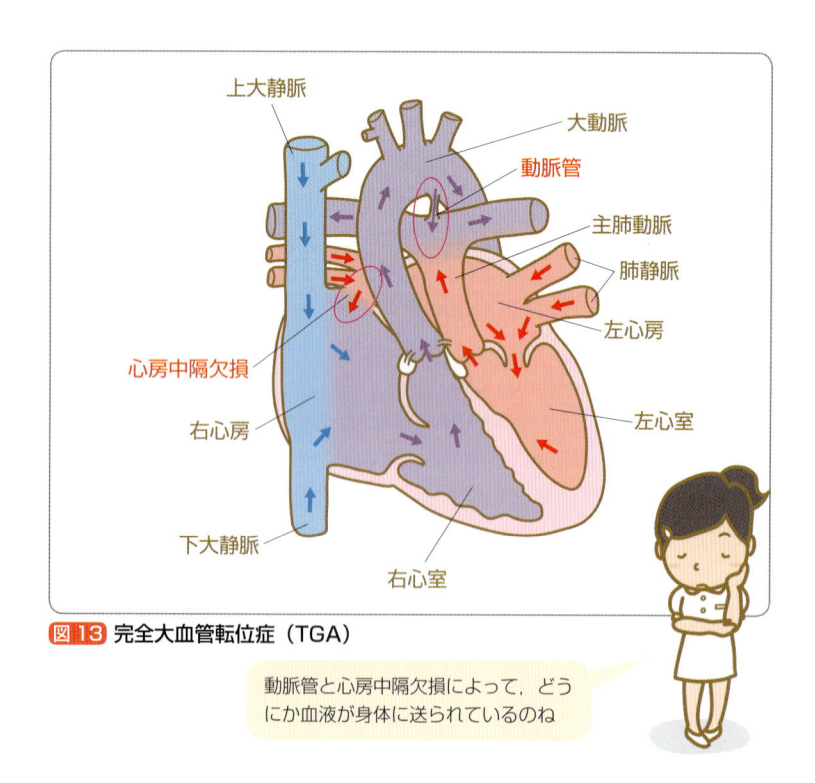

図13 完全大血管転位症（TGA）

動脈管と心房中隔欠損によって，どうにか血液が身体に送られているのね

▶ どんな症状があるの？

生まれた直後よりチアノーゼを認めます。チアノーゼの程度は上述した通路や孔の大きさによりますが，一般的には大きくないことが多いため，重度のチアノーゼをきたします。生後1か月以内には心不全を起こし死んでしまうことが多い，重症な心奇形です。

検査と診断

▶ どのように診断するの？

重症な心奇形だからといって，心雑音は必ず聴こえるわけではありません。胸部X線写真でも生まれた直後では診断できません。大事なのは，この病気を疑ったら心エコー検査を行い，右心室から大動脈，左心室から肺動脈が出ていることを確認することです。そのほか，動脈管や心房中隔欠損（卵円孔）の大きさを確認することも重要です。

> どんなときに，この病気を疑うの？

> 生まれた直後から重いチアノーゼを認めるときに疑います。特に呼吸器症状がなく，酸素を投与してもチアノーゼが改善しないときは，心奇形の可能性が高いです。

治療

▶ 治療法は？

非常に重いチアノーゼの場合は，生まれた直後から動脈管を広げる薬を使用するか，心房中隔裂開術[注1]を行い，通路や孔を大きくすることでチアノーゼを軽くします。基本的には酸素は使いません。その後，生後数日から数週間の間に大動脈と肺動脈をつなぎかえる手術（Jatene手術）を行います。

注1）：心房中隔裂開術：先端にバルーンの付いているカテーテルを使い，ふくらませたバルーンを心房中隔欠損に通すことで孔を広げる手術

機能的心疾患

8 不整脈

疾患の基礎知識

▶ どんな疾患なの？

　心臓は規則正しいリズムで収縮しています。これはペースメーカーの役割を果たす洞結節で電気信号が発せられ，これが心房を伝わり，房室結節を通って心室まで伝えられているからです。この電気の通り道を刺激伝導系（図14）と呼びます。この刺激伝導系に異常があると，リズムが乱れたり，リズムが一定でも異常に速かったり遅かったりします。これが不整脈です。

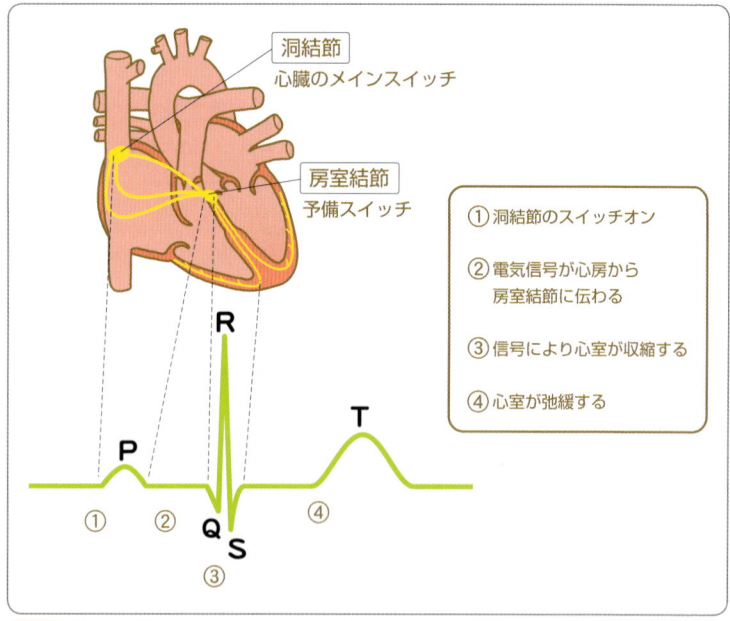

洞結節
心臓のメインスイッチ

房室結節
予備スイッチ

① 洞結節のスイッチオン

② 電気信号が心房から
　房室結節に伝わる

③ 信号により心室が収縮する

④ 心室が弛緩する

図14 刺激伝導系と心電図波形の関係

> 不整脈を理解するには、やはり心電図が読めないとだめね。

> 心臓内での電気信号の伝わり方と、波形の対応がわかれば大丈夫。図14の①〜④までが1サイクルとなるのは成人と同じよ。

> 小児の心電図の読み方は、成人と同じなの？

> 心拍数が多く、右室優位の傾向があるけれど、注意すべき不整脈は同じです。

　不整脈はリズムが速いか遅いかで、頻脈性不整脈と徐脈性不整脈に分けることができます。また、頻脈性不整脈はその発生部位から上室性不整脈と心室性不整脈に分けることができます。

1 頻脈性不整脈
〈上室性〉
・心房性期外収縮（図15）
　期外収縮とは、洞結節からの電気信号が到達する前に、心筋の興奮が起こり収縮することです。その興奮の場所が心房の場合、心房性期外収縮といいます。

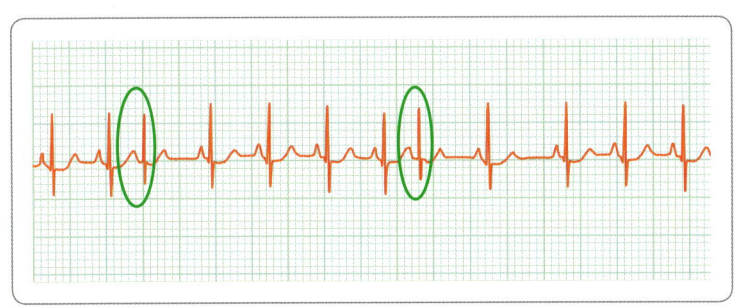

図15 心房性期外収縮の心電図

⑧不整脈

・心房細動，心房粗動

　心房が規則正しく収縮せず，細かくふるえている状態です。心房の血液が停滞してしまい，心室に流れにくくなります。ひどいときは心房内に血の塊（血栓）ができてしまうことがあります。

・発作性上室性頻拍（図 16）

　突然脈拍が速くなり，しばらく続いたあとに突然止まる頻拍です。正常な伝導系以外に別の伝導系（副伝導路）を電気信号が伝わり，頻脈発作が起きてしまいます。代表的なものとしてWPW症候群があります。

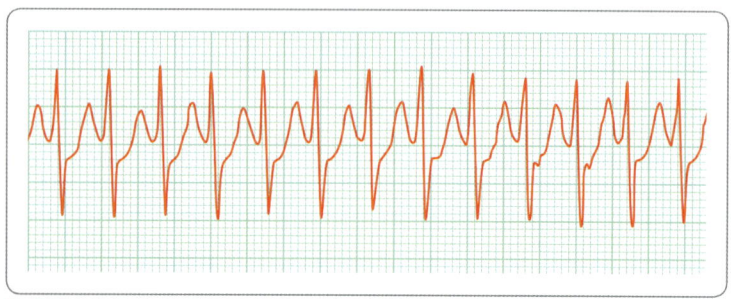

図 16 発作性上室性頻拍の心電図

〈心室性〉

・心室性期外収縮（図 17）

　期外収縮が心室で起こる場合を心室性期外収縮といいます。頻発，連発する場合は下記の心室細動や心室粗動に移行することがあります。

・心室細動，心室粗動

　心室が細かくふるえるだけで，正しい収縮を認めない状態です。このため，心臓から身体に血液を送れず，心停止の状態になってしまいます。

2 徐脈性不整脈

・洞不全症候群

　洞結節の動きが鈍くなり，電気信号の回数が減ってしまう状態です。そのため心拍数が極端に減り，身体に送る血液量も減ってしまいます。

・房室ブロック（図 18）

　洞結節から心室への電気信号が障害され，心拍数が減ってしまう状態

図17 心室性期外収縮の心電図

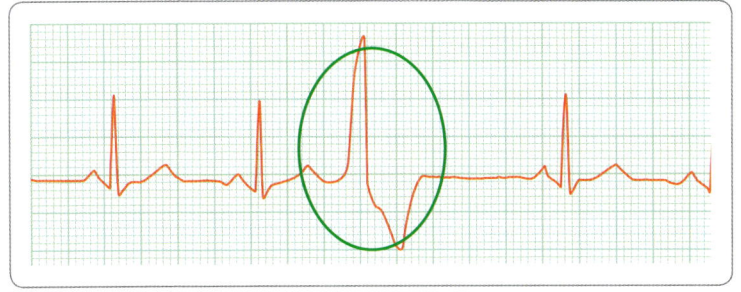

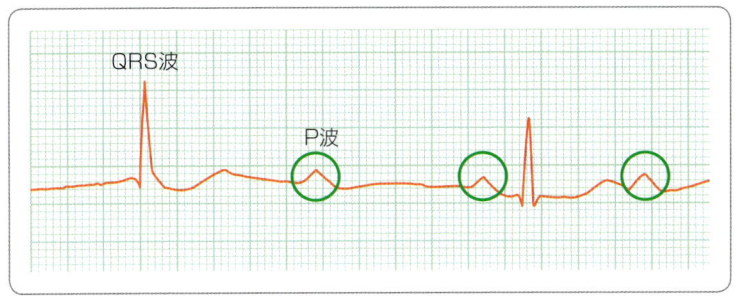

図18 房室ブロック（Ⅲ度房室ブロック）の心電図

です。程度によってⅠ度からⅢ度までありますが，Ⅲ度房室ブロックの場合は心房由来のP波は認められるものの，心室由来のQRS波と連動せずに，心房と心室がばらばらにゆっくり拍動してしまいます。

▶ どんな症状があるの？

小児は症状を訴えないことが多いです。しかし頻脈発作では，乳幼児でも，嘔吐や哺乳不良，顔色不良，何となく元気がない，不機嫌などといった症状を認めることがあります。年長児になると，脈が速いとか脈が乱れるといったいわゆる動悸を訴えたり，あるいは胸が痛いとか立ちくらみといった自覚症状を訴えます。頻脈の状態が長く続くと，呼吸困難や発汗，顔面蒼白といった症状を認め，ひどいときは心不全の症状が出てきます。

徐脈性の場合は，心臓からの血液が十分に身体に運ばれないため，易疲労感やめまいを認め，ひどいときは失神や心臓が止まることもあります。

> 検査と診断

▶どのように診断するの？

　症状や身体所見，聴診所見などから不整脈を疑い，心電図で診断します。単純な心電図で診断がつかない場合は，24時間心電図（ホルター心電図）を施行します。運動中における不整脈の出現や消失を確認するためには，運動負荷心電図を行います。運動負荷心電図は，ある程度の年齢（小学校高学年くらい）にならないとできません。乳児には無理です。さらに不整脈の原因として心臓の奇形を認めることがあるので，心エコー検査で確認することが重要です。

> 治療

▶治療法は？

1 期外収縮

　乳幼児は基本的には経過観察をしてよいタイプのものがほとんどです。学童の期外収縮については，運動負荷で消失するものは経過観察ですが，運動負荷によって逆に増加するものは運動制限が必要です。

2 発作性上室性頻拍

　息をこらえる，冷たい水に顔をつけるといったことでも治ることがあります。この方法が効かない場合は，伝導系の興奮を抑える抗不整脈薬を使います。頻脈発作の頻度が多い場合は，カテーテルアブレーション治療の適応になります。カテーテルアブレーション治療とは，血管を通して心臓の中に細い管を入れ，異常な伝導系に熱を当てて焼き切るという根治的な治療法です。

3 心室細動，心室粗動

　ただちに心肺蘇生を始めます。心臓マッサージにより，少しでも心臓から血液を送れるようにします。そして抗不整脈薬の投与やDCカウンターショックを行い，心室細動や心室粗動を止めるようにします。

4 徐脈性不整脈

　運動負荷にて一定の心拍数の増加を認める場合は，経過観察でよいこともあります。しかし，運動負荷にて心拍数の増加を認めない場合や失神などの重い症状がある場合は，人工ペースメーカーを挿入します。

機能的心疾患

9 川崎病

疾患の基礎知識

▶ どんな疾患なの？

　全身の血管が炎症を起こす病気ですが，いまだに原因は不明です。感染やアレルギーが誘因といわれていますが，はっきりしたことはわかっていません。小児に特有な病気で，4歳以下で約85％を占めています。

　日本人に多く1967年に川崎富作によって初めて報告されたため，川崎病と呼ばれています。

▶ どんな症状がみられるの？

1. 発熱
2. 眼球結膜の充血
3. 口唇の発赤〔イチゴ舌→ p.43参照〕
4. 頸部のリンパ節腫脹
5. 発疹
6. 手や足のひらの腫脹

▶ どのように診断するの？

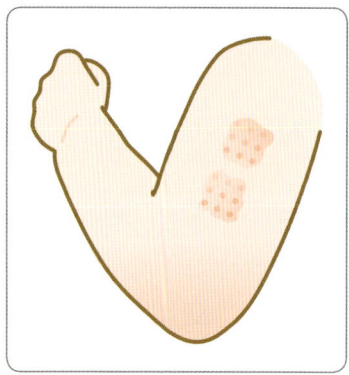

図19 BCG接種部位の発赤

　上記に示した症状のうち5項目を認めた場合，川崎病と診断します。乳児の場合はBCG接種部位の発赤を認めることがあり，これも川崎病に特徴的です（図19）。

　初めは発熱だけで，普通の感冒と思われても，数日後より上記の症状がそろい診断されることがほとんどです。一般的には通常の感冒よりもぐったりしていて，元気がないことが多いです。

▶合併症は？

　川崎病の合併症で重要なものとして，冠動脈瘤があります（図20）。これはなかなか熱が下がらないとき（多くは発熱14日前後）などに合併しやすいです。入院中から定期的に心エコー検査で冠動脈をチェックします。退院後も定期的に検査していく必要があります。

　冠動脈瘤が8 mm以上の巨大瘤の場合は，冠動脈の血流が悪くなり，成人のように心筋梗塞を起こす危険性が出てきます。ここまできたら一生残る後遺症になってしまうため，できる限り早く熱を下げて，血管の炎症をとってあげることが重要です。

治療

▶治療法は？

　診断がつき次第，大量γグロブリンおよびアスピリン投与を行います。これでも解熱しない場合はステロイドや免疫抑制剤を使います。場合によっては血漿交換を行い，発熱10日までには熱を下げることを目標とします。

　冠動脈瘤ができてしまったら，瘤の中に血栓ができないよう抗凝固療法（血液を流れやすくする治療）をします。必要によってバイパス手術を行うこともあります。

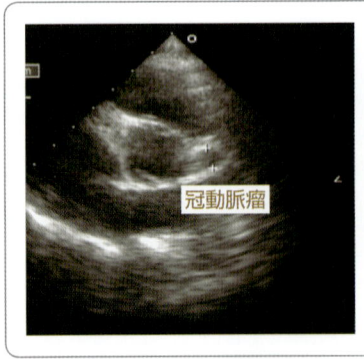

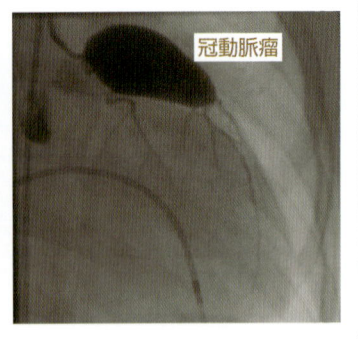

図20 左冠動脈起始部の冠動脈瘤

5 消化器疾患

1 急性胃腸炎

疾患の基礎知識

▶ どんな疾患なの？

ウイルスや細菌の感染によって、嘔吐や下痢などの消化器症状、発熱がみられます。しばしば脱水を起こすので注意が必要です。

▶ どんな症状がみられるの？

胃腸炎の場合、腸管の蠕動運動の低下に伴い、嘔気、嘔吐がみられます。さらにウイルス性胃腸炎（ロタウイルス、ノロウイルス、アデノウイルスなど）の場合は、一般に水様性下痢がみられます。特にロタウイルスの場合は白色で酸っぱい匂いのする下痢が特徴的です。サルモネラ、腸炎ビブリオ、病原菌、大腸菌などの細菌性胃腸炎の場合は、腸粘膜の傷害も強く、粘液便（ヌルヌルとした粘液を含む便）や、時に血便や粘血便（図1）もみられます。下痢や嘔吐を繰り返すことで大量の水分と電解質を失うために、脱水にならないよう注意が必要です。

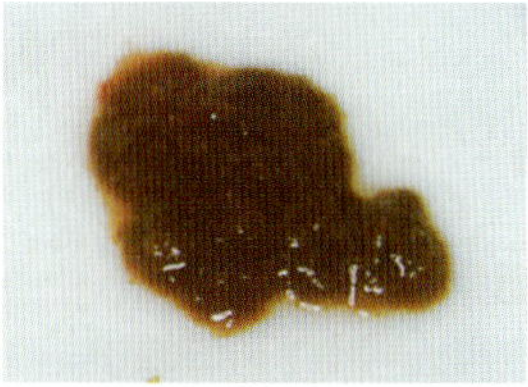

ヌルッとした便で、粘液中に血液も混じっている。

図1 粘血便

治療

▶ 治療法は？

嘔吐や下痢は、病原体を体外に追い出そうとする身体の防御反応です。ウイルス性胃腸炎は安静にして水分を十分に取り、消化のよい食事を摂る対症療法が基本となります。

細菌性胃腸炎では、原因菌に合った抗菌薬を使用します。

2 腸重積

疾患の基礎知識

▶ どんな疾患なの？

　腸重積は，小児の病気のなかで緊急性を要する代表的な疾患の1つです。口側の腸管が肛門側の腸管に陥入し戻らなくなった状態（図2）で，3か月から2歳の乳幼児にみられます。

　腸重積は，間欠的な（強くなったり，収まったりを周期的に繰り返す）腹痛，嘔吐，イチゴジャム様の血便などの症状す

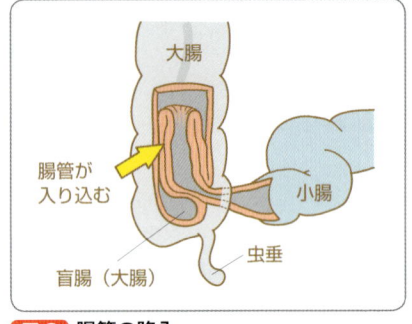

図2 腸管の陥入

べてがそろえば診断は容易ですが，必ずしもすべての症状がみられるとは限りません。

　腸重積は，早く診断して治療が行われれば小児科医が保存的に治せる病気です。しかし，なかなか診断がつかずに腸管が壊死に陥ったり，その危険性があるときには小児外科で手術を行う必要があります。

▶ どんな症状がみられるの？

1 間欠的な腹痛

　小腸が大腸に入り込んで腸管の血流が途絶えるので，間欠的な激しい腹部の痛みがあります。症状は急激に起こります。

2 嘔吐

　腸の動き（蠕動）も悪くなるため，嘔吐もみられます。

3 イチゴジャム様の血便

　腸管がはまり込んだ部分では腸粘膜が傷んで出血が起き，腸管内にイチゴジャム様の出血がみられます。このときに浣腸をすると図3のような血便がみられ，これが診断の助けになります。

4 腹部腫瘤

腸重積のほとんどが小腸の末端が大腸に入り込むタイプで，重なった腸管は右上腹部に上がっていきます。そこで右上腹部に腫瘤を触れて，右下腹部に腸管を触れなくなります（Dance 徴候）。

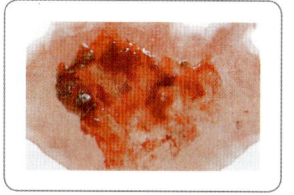

図3 イチゴジャム様の血便

> 赤ちゃんは症状を自分で訴えられないから，判断が難しいわね。腸重積を考えなければならないような泣き方って，どう判断すればよいのかな。

> 腸管への血のめぐりが悪くなるわけだから，腹部の痛みは相当です。通常の泣き方とは明らかに違います。母親からは「これまでにこんなに激しく泣いたことがないくらい泣いた」という言葉が聞かれることがよくあります。

検査と診断

▶どのように診断するの？

1 腹部超音波検査

陥入して重なった腸管は「弓矢の的」のように見えるので「ターゲットサイン」と呼ばれ，診断の決め手になります（図4）。

2 浣腸

浣腸すると，イチゴジャム様の血便がみられます。

> エコーでは，重なった腸管が弓矢の的のように見えます

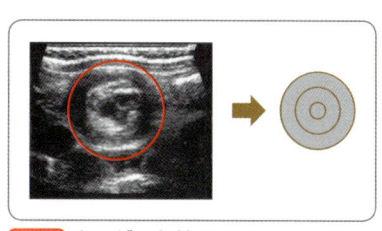

図4 ターゲットサイン

治療

▶治療法は？

1 高圧浣腸

X線で透視をしながら，肛門から空気や造影剤を送り込み圧をかけ，重なった腸を押し戻す治療をします。

・高圧浣腸前の処置

静脈点滴ラインを確保します。胃チューブを挿入し，胃内容物を吸引します。ケタラール®などの鎮静剤を用いる場合もあります。

> 「高圧浣腸セット」として，必要な物品をまとめておきましょう。それと，ケタラール®で鎮静するときは，呼吸の状態を常に確認するために必ずサチュレーションモニターを装着することも忘れずに。酸素飽和度が低くなったときのために，人工呼吸用マスク＆バッグを用意することも忘れないでね。

・高圧浣腸の手技

バルーンカテーテルを肛門から挿入します。

空気整復のときは，二連球に血圧計を接続して圧を確認しながら（最高圧は 120 mmHg まで）整復します（図5）。

造影剤を用いるときは，微温生理食塩水で3～4倍に希釈したバリウムや5～6倍に希釈したガストログラフィン®が使われます。これらの造影剤をイリガートルに入れ，患児から 80 cm くらい高いところに設置して肛門から流し込み，圧をかけて重なった腸を整復します（図6）。高圧浣腸は，ある程度高さがないと，肛門から流し込むだけの圧がかかりません。十分な圧をかけるためには 80 cm くらいの高さが必要です。

肛門から空気（あるいは造影剤）を送り込むと，一度入り込んだ腸のために引っかかります。このとき，X線写真では「かにの爪サイン」がみられます。これを空気圧で押し戻すのです（図7）。

2 外科治療（手術）

腸重積のほとんどが高圧浣腸による整復で回復しますが，整復ができなかった場合や腸管が壊死してしまったような場合は，緊急手術を行います。

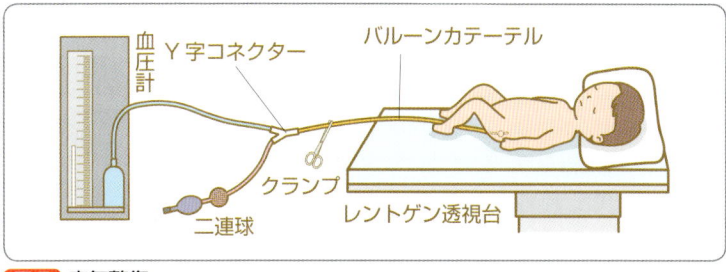

図5 空気整復

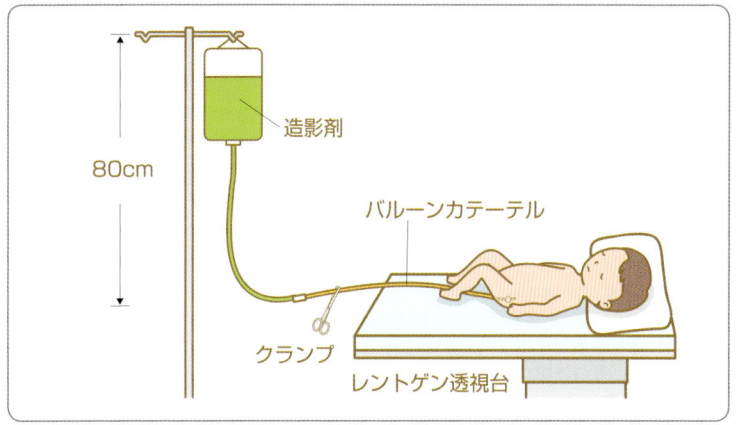

図6 造影剤を用いた整復

かにの爪のように見える部分が，腸の入り込んだ部分です

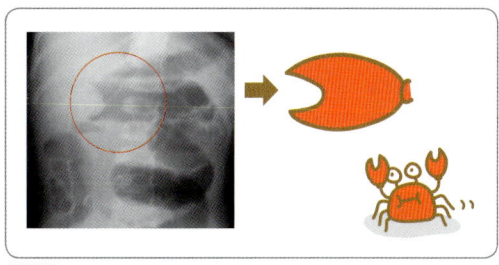

図7 かにの爪サイン

②腸重積

3　急性虫垂炎

疾患の基礎知識

▶どんな疾患なの？

　急性虫垂炎とは，大腸の先端部の虫垂に炎症が起きる疾患です。虫垂に糞石などによる閉塞が起こると虫垂の内部に粘液が充満し，徐々に粘膜の壊死，さらに細菌感染が引き起こされ病状が進行します（図8）。

　成人に比べ，小児の急性虫垂炎は穿孔を起こしやすく，穿孔した場合は腹膜炎へ進行しやすいといわれています。虫垂の壁が薄く，一旦炎症が起きると進行が早く，容易に壁が穿孔しやすいためです。早期診断，治療が大切です。

　虫垂は消化管のなかでは，最もリンパ組織が発達した臓器の1つです。そのため，小児の成長過程でリンパ組織が急激に発達する5〜6歳くらいから発症が多くなります。

「盲腸」とは違うの？

俗にいう「盲腸」は急性虫垂炎のことです。これは，大腸の起始部（小腸から大腸に移った直後の大腸）が「盲腸」で，その下端の突起部が「虫垂」と呼ばれる部位だからです。

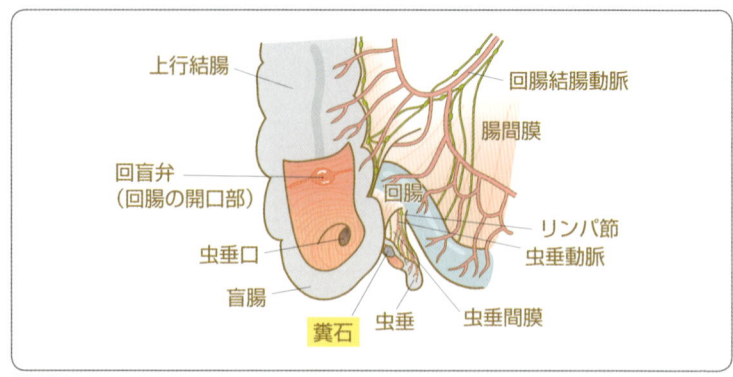

図8　糞石による閉塞

▶ どんな症状がみられるの？

初期は嘔気，嘔吐することが多く，漠然とお臍の周囲を痛がることが多いです。その後，炎症が進行するに従い，発熱とともに，痛みが右下腹部のマックバーニー（MacBurney）圧痛点に限局します。

症状が悪化すると，反跳痛（腹部を圧迫したときより，離したときに痛みが強まる），筋性防御（痛みのために右下腹部がカチカチに硬直する）などの腹膜炎のサインがみられます。

検査と診断

▶ どのように診断するの？

急性虫垂炎では，血液検査で白血球増加（好中球＞リンパ球）や炎症反応（CRP）が陽性化します。さらに，超音波検査または造影CT検査で診断を行います。

ただし，診断としては腹部触診が最も重要で，緊急手術をすべきかどうかを決めます。

治療

▶ 治療法は？

急性虫垂炎の病初期には抗菌薬の点滴を行い，内科的に治療して炎症を治める場合もありますが，典型的なケースは外科的に開腹し，虫垂切除をします。最近は腹腔鏡下虫垂切除術もかなり行われています。

子どもはよく「お腹が痛い」って言うわよね。急を要する場合とそうでもない場合，どう判断すればいいの？

乳幼児の場合には，全身の診察や随伴する症状の観察が重要です。発熱を伴えば胃腸炎，虫垂炎や尿路感染症などの感染症を，嘔吐，下痢を伴えば胃腸炎，突然の痛みとともに嘔吐があれば腸重積やヘルニアの嵌頓などを疑います。時には，腹痛に加えて関節痛，下肢の発疹があればアレルギー性紫斑病なども考えられます。また，胃腸炎の場合には脱水の程度が病状を決めることもあり，重要な観察のポイントです。

4 アセトン血性嘔吐症

疾患の基礎知識

▶どんな疾患なの？

　血中にケトン体が溜まり，嘔吐を繰り返す疾患です。自家中毒，周期性嘔吐症などともいわれます。

　ヒトは炭水化物や脂肪などバランスのとれた食物をエネルギー源として，血糖を保っています。食べることができず栄養が摂れない場合でも，身体に蓄積された脂肪を分解して糖分に変換し，血糖を保つことができます。これを糖新生といいます。このときに脂肪の分解物としてできるのがケトン体で，この物質が血液中に過剰になると，嘔気，嘔吐，不活発などの症状が出ます。この病気の原因は明らかになっていませんが，2〜3歳から小学校低学年の小児に限られることから，脳や神経の発達が未熟なためといわれています。

> この病気の誘因としては，過労やストレス，感染などが引き金になるといわれ，運動会，遠足，旅行などの当日や，翌朝に症状が起こりやすいことが知られています。また，痩せ型で神経質，几帳面ながんばり屋さんの子どもに多いのも特徴的です。

▶どんな症状がみられるの？

　胃腸炎とよく似ているのですが，ぐったりと元気がなくなり，顔面蒼白になり，突然激しい嘔吐を繰り返します。また，腹痛も訴えます。よく診察すると，リンゴの腐ったような口臭（アセトン臭）がすることもあります。胃腸炎と異なり，発熱や下痢などの症状は，ほとんどありません。

治療

▶治療法は？

　病態は血糖が低下することですから，甘いもの（飴やジュースなど），消化のよいおかゆやうどんを与えることも有効です。症状がひどいときには，ブドウ糖を含む点滴補液が必要になります。

6 腎臓疾患

腎臓疾患の基本

▶腎臓の働き

腎臓の働きは、主に4つあります（図1）。

1. 水、電解質の調節
2. 酸塩基平衡の調節
3. 有益な物質の保持と有害な物質の排出
4. ホルモンの分泌

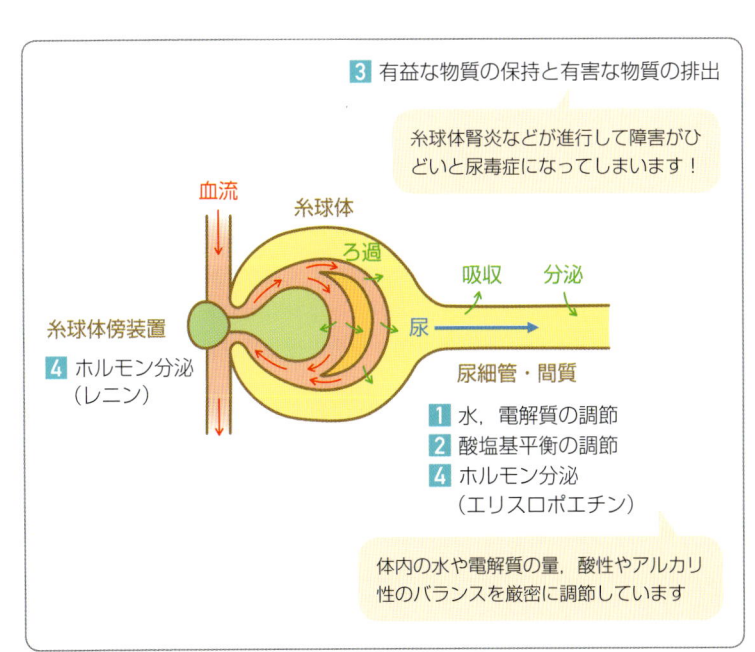

3 有益な物質の保持と有害な物質の排出

糸球体腎炎などが進行して障害がひどいと尿毒症になってしまいます！

血流
糸球体
ろ過
吸収　分泌
尿
糸球体傍装置
4 ホルモン分泌
（レニン）
尿細管・間質

1 水、電解質の調節
2 酸塩基平衡の調節
4 ホルモン分泌
（エリスロポエチン）

体内の水や電解質の量、酸性やアルカリ性のバランスを厳密に調節しています

図1 腎臓の働き

時々，下痢をしている子どもを連れてきたお母さんに「おしっこはちゃんと出ていますか？」と尋ねると，「大丈夫です。下痢で水が出ていますから」なんて答えが返ってくることがあります。

下痢で排出される水は尿とはまったく別のものです。ヒトは，1～3の働きをする腎で尿を作って体液のバランスをとっています。尿が出ることは大切なことなんですよ。

▶腎臓病の考え方

腎臓の病気は，病変のある場所で大きく4つに分けることができます。症状や経過などから，どこに原因があるかを考えます。
1 腎臓に入ってくる血管系の病気
2 血液を濾過する糸球体の病気
3 ろ過された尿が流れる尿細管と，その周囲にある間質の病気
4 腎臓から出ていく尿路系の病気

▶尿の異常

1 血尿

血尿には，顕微鏡で尿を観察して初めてわかる顕微鏡的血尿と，見ただけでわかる肉眼的血尿があります。尿試験紙によって，尿中のヘモグロビンと反応して血尿の有無がわかります。

また，糸球体を通って出てくる糸球体性血尿と尿路の傷害で出てくる尿路性血尿とがあります。尿路性肉眼的血尿は真っ赤な尿ですが，糸球体性の場合，レンガ色やコーラ色と表現される黒褐色の尿が出ます。病変のある場所を考える際の目安になります（図2）。

2 蛋白尿

正常な状態では，小さな蛋白は糸球体でろ過されますが，大きな蛋白はろ過されません。また，ろ過された小さな蛋白は尿細管で再吸収され，再び血液中に戻っていきます。その結果，健康な人の尿の中には少量の蛋白しかありません。このため，尿中の蛋白が増えているときには腎臓の病気を疑います。

> **レンガ色の肉眼的血尿**
> 糸球体から出た血尿で、腎炎などの糸球体疾患を考えます。凝血塊はできません。

> **真っ赤な肉眼的血尿**
> 尿路性の血尿で、外傷や結石、膀胱からの出血などを考えます。凝血塊ができます。

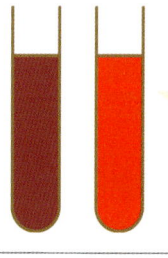

図2 糸球体性血尿と尿路性血尿の色の違い

3 白血球尿

　白血球尿の原因の多くは尿路感染症です。白血球尿をみたら、尿培養検査を行い診断を確定します。尿路感染症のほかに、腎炎や川崎病などでも白血球尿は認められますが、この場合、細菌は検出されません（無菌性膿尿）。

4 尿量の異常

　尿量が 0.5 mL/kg/ 時間以下になると乏尿と診断され、腎不全の重要な症状の1つです。この状態が続く場合（6〜8時間）には、ただちに原因を把握し対応しなければなりません。血液が腎臓に入る前の段階で異常があるのか（腎前性）、腎臓に異常があるのか（腎性）、腎臓を出たあとに異常があるのか（腎後性）を的確に診断する必要があります。逆に尿量が多すぎる場合も、糖尿病や尿崩症が隠れていることがあり、注意が必要です。

1 糸球体腎炎

疾患の基礎知識

▶ どんな疾患なの？

　糸球体の炎症によって血尿や蛋白尿が出る病気を糸球体腎炎と呼び，乏尿，高血圧，浮腫（腎炎の3主徴）がみられます。

　大きく分けて，血尿症候群，急性糸球体腎炎，慢性糸球体腎炎，急速進行性糸球体腎炎があります。

> 腎臓病の病名ってややこしいのね。

> 腎臓病の病名には臨床診断名と病理診断名があります。急性腎炎や慢性腎炎，ネフローゼ症候群といった病名は症状からつけられる臨床診断名です。それぞれの原因に，例えば IgA 腎症や膜性腎症などがあり，これらの病名は腎生検によって初めてわかる病理診断名になります。

1 血尿症候群

疾患の基礎知識

▶ どんな疾患なの？

　尿検査で，蛋白尿は陰性で血尿だけが続くことがあります。学校検尿などの健診やたまたま行った尿検査で偶然発見されることが多く，そのうちの約5％くらいの児に何らかの病気が見つかります。

　まれですが，ウィルムス（Wilms）腫瘍というがんが見つかることもあり決して侮れないのですが，ほとんどの場合は家族性に血尿がみられる家族性良性血尿のように経過観察のみで十分です。

▶ どんな症状がみられるの？

　原疾患によりますが，基本的には血尿のみです。経過観察中に蛋白尿が出現してきて，あとから IgA 腎症やアルポート（Alport）症候群（遺伝

性の腎症で，典型例は難聴や白内障を合併）と診断されることもあります。

検査と診断
▶どのように診断するの？

一般診察や血圧測定のほか，超音波検査と血液生化学・尿生化学検査を行います。これらの検査に異常がなければ，家族性良性血尿のような特に治療を必要としない血尿と考えます。年に2回程度の診察と尿検査を行って，血尿以外の異常が発症していないか経過観察することになります。

治療
▶治療法は？

原疾患により異なりますが，血尿だけの場合は特に治療を必要としません。

2　急性糸球体腎炎

疾患の基礎知識
▶どんな疾患なの？

小児の場合，ほとんどの症例がA群β溶連菌感染後の急性糸球体腎炎です〔→ p.43参照〕。この菌に感染すると急性扁桃炎が起きます。感染後1～3週間の間隔を空けて発症します。この1～3週の間に身体の中で病原体に対する免疫反応が起こって，腎炎が発症することがあります。急速に発症し，多くの症例が1～3か月の経過で完治します。

▶どんな症状がみられるの？

乏尿，高血圧，浮腫がみられます。特に高血圧は要注意で，頭痛や嘔吐，けいれんの原因となります（高血圧性脳症）。

検査と診断
▶どのように診断するの？

臨床的に腎炎の3主徴があり，尿所見で血尿と蛋白尿を認め，低補体血症を認める場合には急性糸球体腎炎を考えます。ほかに腎機能障害を表すBUN値とクレアチニン値の上昇や，溶連菌感染を示すASOやASK値の

高値を認めます。

> 治療

▶ 治療法は？

急性期には，塩分制限，水分制限を行って浮腫と血圧を厳密にコントロールし，高血圧や溢水(いっすい)（乏尿による体液過剰）に伴う心不全などの合併症に気をつけます。利尿剤や降圧剤も積極的に使用する必要があります。先行感染に対して抗生物質を用いることがあります。疾患そのものは自然に治癒するので，急性期の合併症対策が大変重要です。

3 慢性糸球体腎炎（IgA 腎症）

> 疾患の基礎知識

▶ どんな疾患なの？

尿検査で血尿と蛋白尿が6か月以上持続し，症状が徐々に進行する糸球体腎炎を慢性糸球体腎炎といいます。初めのうちは，蛋白尿か血尿のどちらか一方だけが陽性のこともあります。様々な原因疾患があり，腎生検で確定診断をします。なかでも小児に多いのがIgA 腎症（病理学的な診断名）です。

▶ どんな症状がみられるの？

一般に無症状で，たまたま学校検尿で血尿と蛋白尿を指摘され，精密検査を行った結果，発見されるというパターンが多いです。また，かぜなどに罹ったときに，腎炎の3主徴や肉眼的血尿が出て見つかることもあります。放っておくと長い年月をかけて進行して高血圧や浮腫を呈し，腎不全に至ることもあります。

> 検査と診断

▶ どのように診断するの？

血尿と蛋白尿が持続する場合は慢性糸球体腎炎を疑います。血液検査で，免疫グロブリンの1つであるIgA 値が高値を示すことがあります。腎生検で確定診断します。

治療

▶治療法は？

食事療法として、成人では摂取蛋白量を制限するほうがよいとされていますが、小児の成長発育にとって蛋白質は欠かせないものなので、制限しません。

薬物療法として、軽症例にはアンジオテンシン変換酵素阻害薬や柴苓湯が推奨されています。重症例には、ステロイド、免疫抑制剤、抗凝固薬、抗血小板薬を用いたカクテル療法が推奨されています[1]。

このほか、ステロイドパルス療法と扁桃腺摘出術を組み合わせた治療など、近年新しい治療方法が提唱されています。

腎炎やネフローゼの患児にステロイドを使う場合、通常プレドニン®という薬を体重1kgあたり1～2mgで投与開始し4週間続けますが、ステロイドパルス療法では体重1kgあたり15～30mgという大量のステロイドを3日間投与し、その後4日間休むという治療を1～3回繰り返します。連日投与よりも一般的なステロイドの副作用が出にくいといわれていますが、パルス療法には下記のような重篤な副作用もあり、一長一短です。凝固が亢進するので、ヘパリンなどの抗凝固薬を併用します。

ステロイドパルス療法に副作用の心配はないの？

一般的なステロイドの副作用は比較的出にくいといわれてます。でも、1クールの治療で大腿骨頭壊死や心不全、劇症肝炎を起こした報告があるので注意が必要です。ほかに、高血圧、頻脈、頭痛、眼圧上昇、不眠・抑うつなどの神経症状があげられます。各種血栓症にも注意して下さい。あらかじめ副作用を予見することはできないので、治療開始後はバイタルサインとともに患児の様子や訴えに注意を払います。眼圧に関しては、治療開始前に眼科受診をして眼圧のチェックをしましょう。

参考文献
1) 日本小児腎臓病学会：小児IgA腎症治療ガイドライン，2007．

4 急速進行性糸球体腎炎

疾患の基礎知識

▶どんな疾患なの？

急性糸球体腎炎のように，腎炎の3主徴を症状として発症しますが，急速に悪化して数か月以内に慢性腎不全に至ります。組織学的な特徴から，半月体形成性糸球体腎炎と呼ばれることもあります。抗好中球細胞質抗体（ANCA）による ANCA 関連腎炎や SLE 腎炎などが知られていますが，小児には比較的まれな疾患です。

▶どんな症状がみられるの？

血尿・蛋白尿や腎炎の3主徴のほかに，受診時にすでに腎不全になっていることもあります。

検査と診断

▶どのように診断するの？

急性腎炎症状の患児で，ANCA や抗基底膜抗体などの自己抗体が陽性であったり，急速に腎機能が悪化する場合には，急速進行性糸球体腎炎を疑って腎生検を施行します。

治療

▶治療法は？

ステロイドパルス療法のほか，血漿交換や免疫抑制剤の投与など，積極的な治療を速やかに開始します。進行が速い疾患なので，早期に発見して最初からしっかり治療することが大変重要です。

2 ネフローゼ症候群

疾患の基礎知識

▶どんな疾患なの？

　ネフローゼ症候群とは，尿中に蛋白が大量に漏れてしまい，その結果血液中の蛋白が減ってしまう病気で，表1に示すような定義を満たす場合にネフローゼ症候群と診断します。

　このため，原因は様々です。ネフローゼ症候群を呈する代表的疾患は1 微小変化群，2 巣状糸球体硬化症，3 膜性腎症，4 膜性増殖性糸球体腎炎の4つです。表1の定義を満たせばすべてネフローゼ症候群ですから，前述のIgA腎症などもネフローゼ症候群の原因になることがあります。

1 微小変化群

　普通の顕微鏡で糸球体を観察してもほとんど異常を認めないので，微小変化群と呼ばれます。幼児期（特に2～6歳）に発症することが多く，小児ネフローゼ症候群の約80％を占めます。ステロイド治療によく反応して一度症状は改善するのですが，約70％の患児が再発するといわれています。

表1 ネフローゼ症候群の診断基準

		小児			成人
		乳児	幼児	学童	
蛋白尿		3.5 g/日以上または0.1 g/kg/日以上または早朝第一尿で300 mg/dL以上			3.5 g/日以上
低蛋白血症	血清蛋白	5.5 g/dL以下	6.0 g/dL以下		6.0 g/dL以下
	アルブミン	2.5 g/dL以下	3.0 g/dL以下		3.0 g/dL以下
高脂血症	血清コレステロール	200 mg/dL以上	220 mg/dL以上	250 mg/dL以上	250 mg/dL以上
浮腫		体重増加			

必須項目は高度蛋白尿と低蛋白血症。高脂血症と浮腫は参考項目。3～5日連続してこれらの定義を満たした場合にネフローゼ症候群と診断する。
（厚生省特定疾患ネフローゼ症候群調査研究班，1974）

2 巣状糸球体硬化症

一部の糸球体に障害があるだけで、ほとんどの糸球体の見た目は微小変化群と変わりありません。しかし、ステロイド治療に対する反応は悪く、慢性腎不全に至ることがあります。小学校高学年の小児に発症することが多いです。

3 膜性腎症

成人では悪性腫瘍やB型肝炎に合併して生じることがありますが、小児の場合はほとんどが特発性（原疾患がない）です。この場合、無治療で自然に治ることが多いですが、なかには治療を必要とする子どももいます。

4 膜性増殖性糸球体腎炎

以前は予後が悪く、10年以内に半分程度の患者が腎不全になってしまう病気でしたが、ステロイドによる治療法が確立し、予後は劇的に改善しました。中学生くらいの年齢からみられる病気です。

▶ どんな症状がみられるの？

全身に浮腫を認めます。腸管にも浮腫を認め腹水も溜まるため、腸の動きや消化吸収が悪くなります。このため、食欲低下や腹痛、下痢などの消化器症状が出ます。また、胸水が溜まって呼吸困難を起こすこともあります。

どうして浮腫（むくみ）が起きるの？

ネフローゼ症候群でみられる浮腫の原因には、いくつかの説があります。低蛋白、アルブミン血症により血漿浸透圧が低下して、血管内の水分が血管の外に漏れ出るために組織間の水分が増加することも原因の1つです。また循環する血流は濃縮され、血圧が低下したり、血栓を作りやすくなったりするんですよ。

▶ どのように診断するの？

ネフローゼ症候群の診断は、表1 の診断基準に従います。加えて膜性増殖性糸球体腎炎の場合には、低補体血症がポイントになります。確定診断をするためには腎生検を行うしかありませんが、一般的にステロイドに対する反応がよい場合には微小変化群と考え、腎生検は施行しません。

👦 全身状態の評価は，何をみていけばいいの？

👩‍⚕️ まずは循環系の評価をしましょう。①血圧や脈拍は年齢相当か，②手足は冷たくないか（末梢循環不全），③キャピラリーリフィル（爪床が白くなるまで圧迫し，圧迫を離してから元の色に戻るまでの時間を計る）は2秒以内か，④尿量は維持できているか，また，強い腹痛や背部痛，頭痛やけいれんなどは血栓症の可能性もあり，注意が必要です。浮腫がある時期は感染に対する抵抗力も落ちているので，高熱などの感染症状にも注意して下さい。

治療

▶ 治療法は？

大きく分けて，食事療法と薬物療法となります。

食事療法は，浮腫の強い時期に塩分制限と水分制限をします。薬物療法は，小児の場合，まず微小変化群と考え，ステロイドを連日4週間投与します。このステロイド治療に対する反応をみて，反応が良好な場合には微小変化群の可能性が高く，そのまま治療を継続します。微小変化群の場合，2週間以内に80％程度の患児が寛解に至ります。

反応が不良の場合にはそのほかの原因を考え，腎生検を施行します。腎生検の結果により，ステロイドパルス療法を施行したり，ステロイド以外の免疫抑制剤を考慮します。寛解後に再発する微小変化群に対しても，免疫抑制剤の使用が考慮されます。具体的な治療方法は日本小児腎臓病学会が作成したガイドライン[1]に記されていますが，施設ごとに独自のプロトコールに従った治療法を行うこともあります。

👩‍⚕️ 塩分制限や水分制限をする目的は，腎臓が悪くなったために身体に溜まった水分をそれ以上溜めないようにすることです。ただネフローゼ症候群の場合，身体全体でみると水は溜まっているけれど，血管の中はむしろ水が足りない状態のことがあります。こうなると，濃縮された血液が固まりやすくなって血栓を作ったり，血圧が低下してショック状態になることもあるので注意が必要です。

参考文献
1) 日本小児腎臓病学会：小児特発性ネフローゼ症候群薬物治療ガイドライン，2005.

3 尿路感染症

疾患の基礎知識

▶どんな疾患なの？

腎臓から尿道までの尿の通り道に生じた感染症を尿路感染症といいます。

尿路感染症は，細菌感染をきたしやすくする尿路の異常を伴う複雑性尿路感染症と，異常を伴わない単純性尿路感染症とに分けられます。

小児では，複雑性尿路感染症が比較的多く，再発する頻度が高いことが特徴です。原因菌の 60 〜 80 ％を大腸菌が占めます。

複雑性尿路感染症を起こしやすい尿路の異常としては，水腎症や膀胱尿管逆流症があげられます。水腎症は，超音波検査で腎盂が拡張しているのがわかります（**図3**）。膀胱尿管逆流症は，尿道口からカテーテルを入れて膀胱内に造影剤を充満させたあとに排尿すると，膀胱から腎盂のほうへ造影剤が逆流していくのがわかります（**図4**）。

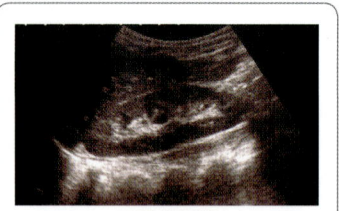

正常な腎臓
中心部が白く（よく見ると，さらにその中心は黒い），周囲が黒い。

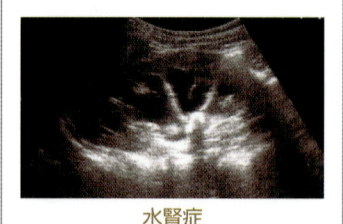

水腎症
中心部の黒い部分が拡張している。

図3 水腎症による腎盂の拡張

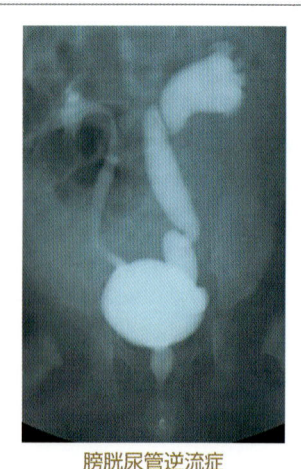

膀胱尿管逆流症
正常では膀胱から尿道のほうへ造影剤が流れるだけだが，逆流があると尿管から腎盂まで造影される。

図4 排尿時膀胱尿道造影

▶ どんな症状がみられるの？

感染が尿路のどのあたりに起こっているかによって、症状が変わってきます。膀胱や尿道の感染症（膀胱炎や尿道炎）で発熱することはありませんが、腎盂に感染（腎盂腎炎）すると発熱します。

ほかに、排尿時痛や膀胱炎に伴う膀胱刺激症状（頻尿や残尿感）、腎盂腎炎に伴う腹痛・背部痛などの症状がありますが、乳幼児は自分で症状が言えないので、これらの症状の訴えは小学生くらいからみられます。新生児期には無熱、無呼吸、呻吟、チアノーゼなど、乳幼児期には、食思不振、肝脾腫、黄疸、顔色不良などの非特異的症状で発症することがあるので注意が必要です。

検査と診断

▶ どのように診断するの？

尿中細菌の培養検査で診断します。尿中白血球が増えて血尿や蛋白尿を伴うこともあります。

腎盂腎炎では、採血の結果、白血球増多やCRP高値を認めますが、膀胱炎や尿道炎ではこれらの異常は明らかではありません。

治療

▶ 治療法は？

水分をたくさん摂取し、尿を多く出すようにします。

抗生物質の投与も必要となりますが、腎盂腎炎の場合には入院してしっかり治療する必要があります。

腎盂腎炎は、一度治ったら、もう大丈夫なの？

腎盂腎炎を起こすと腎臓は確実に傷害されます。腎臓は再生できない臓器なので、一度壊れてしまうと元に戻りません。そのため基礎疾患があって感染を繰り返してしまうと、やがて腎機能が廃絶してしまいます。
それを防ぐためにも、治療終了後半年くらいは慎重に経過観察し、感染を繰り返す可能性が高い場合には、適切な感染予防策を講じる必要があります。

7 神経疾患

1 中枢神経感染症（髄膜炎, 脳炎, 脳症）

疾患の基礎知識

▶ どんな疾患なの？

　髄膜炎や脳炎は，細菌やウイルスなどの病原体が中枢神経（脳や脊髄）に感染し，炎症を起こす疾患です。細菌やウイルスが脳そのものに侵入し炎症が起きたものを脳炎といいます。髄膜に進入し炎症が起きたものを髄膜炎といいます。

　それに対して，脳へのウイルスの侵入は確認できないのですが，これらの感染をきっかけに脳に炎症が起きたものを脳症といいます。風疹や麻疹などにかかったあと，合併症として起こることがあります。

　中枢神経感染症は乳幼児に多い病気ですが，どの年齢の小児でも発症します。現在でも死亡例や後遺症を残す例がみられる重篤な疾患のため，適切な治療が必要です。

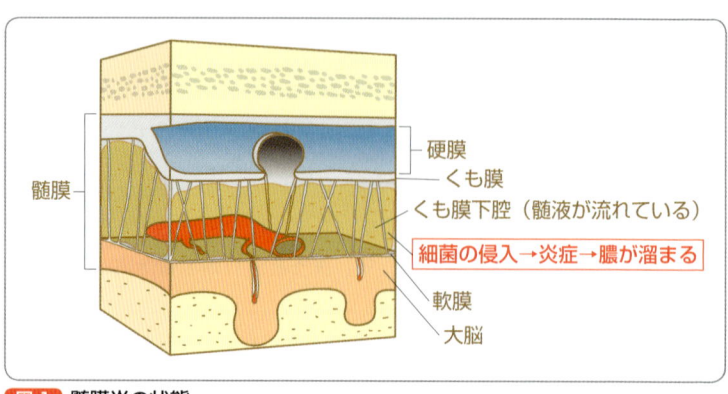

図1 髄膜炎の状態

髄膜は脳を覆う膜で、外側から硬膜、くも膜、軟膜からなっています（図1）。くも膜と軟膜の間には、くも膜下腔と呼ばれる隙間があり、髄膜炎ではここに細菌が侵入し炎症が起きます。

▶原因は？

1 髄膜炎

髄膜炎を起こす病原体により、細菌性とウイルス性に分類できます。一般に、ウイルス性よりも細菌性のほうが症状は重く、早急に治療を開始する必要があります。

・細菌性髄膜炎

（新生児期）B群溶血性連鎖球菌、大腸菌

（乳児期以降）インフルエンザ桿菌、肺炎球菌、髄膜炎菌、結核菌

・ウイルス性髄膜炎

エンテロウイルス、ムンプスウイルス

2 脳炎

脳の神経細胞に病原体が感染し発症します。ヘルペスウイルス、日本脳炎ウイルスや真菌などが原因になります。一部の脳炎には自己抗体が関与する特殊なタイプもあります。

3 脳症

原因ははっきりわかっていません。インフルエンザウイルスやヘルペスウイルスなどのウイルス感染による発症が多いですが、この場合、ウイルス自体は中枢神経には感染していません。感染に伴い、その病原体を攻撃しようとする免疫反応により、脳実質がダメージを受けると考えられています。

▶どんな症状がみられるの？

発熱、嘔吐、頭痛、意識障害、けいれんなどの症状がみられます。新生児や乳幼児の場合は、発熱、不機嫌、元気がないだけの場合もあり、注意が必要です。脳炎や脳症では、意味のわからないことを言う、暴れるなどの症状がみられる場合もあります。

診察所見として髄膜刺激症状（項部硬直、ケルニッヒ徴候）、大泉門膨隆がみられることもあります（図2）。

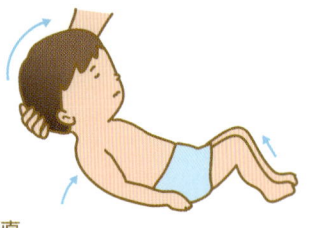

■ 項部硬直
頸を曲げようとすると、髄膜が刺激されて痛みが出るために曲げられない。無理に曲げようとすると身体ごと持ち上がり、膝も曲がる。

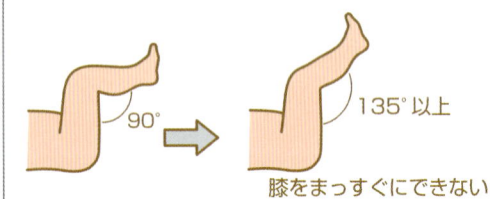

膝をまっすぐにできない

■ ケルニッヒ徴候
脳圧が高くなっているため、大腿を曲げた状態から徐々に下肢を伸ばしていくと痛みが生じ、135°以上伸びない。

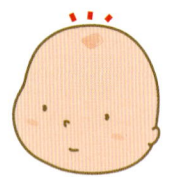

■ 大泉門の膨隆
髄膜の炎症によって頭の中の髄液圧が上がるために、大泉門がふくらむ。

図2 髄膜刺激症状

検査と診断

▶ どのように診断するの？

　診察所見から中枢神経感染症を疑った場合は、一般の血液検査に加えて髄液検査、頭部画像検査（頭部 CT，MRI）を行います。髄液検査は腰椎穿刺を行い、髄液を採取して髄液中の白血球数や糖濃度、蛋白濃度などを測定します（**表1**）。

表1 髄膜炎の髄液所見

	白血球数	蛋白濃度	糖濃度
細菌性髄膜炎	↑↑↑（多核球優位）	↑↑	↓
ウイルス性髄膜炎	↑（単核球優位）	↑	→

👦 髄膜炎で，髄液中の白血球数が増えるのはどうして？

👩‍⚕️ 髄膜炎ではくも膜下腔で炎症が起きるため，くも膜下腔を流れる髄液に白血球（炎症細胞）が増えるためです。

👦 採取した髄液からは，ほかに何がわかるの？

👩‍⚕️ 細菌の培養検査によって，原因となった細菌の同定ができます。また，細菌の抗菌薬に対する感受性もわかります。

　腰椎穿刺は，小児では第3腰椎まで脊髄があるので，両側の腸骨稜を結んだ線（ヤコビ線）以下の腰椎間で行います。鎮痛，鎮静を行い介助者がしっかりと固定したうえで消毒し，腰椎穿刺専用の針で行います。

　ただし脳の浮腫が強く，頭蓋内圧の亢進所見がみられる場合に腰椎穿刺を行うと，急激に脳の位置がずれて脳が圧迫されたり，頭蓋内から脳の一部が突出したり（脳ヘルニア）して命に関わることもあります。そのため，髄液検査をする場合は，CTなどで脳浮腫の程度を把握しておくことも重要です。

👦 3〜4歳以上になると力も強くなるから，腰椎穿刺の際に押さえるのは大変ね。

👩‍⚕️ その場合は2人で押さえたほうがいいですね。そのとき，介助者の片手で患児の腹部を押すようにすると，腰椎のぼこぼことした出っ張りがはっきりわかり，術者が穿刺しやすくなります。
でも一番大切なのは，患児の呼吸状態をしっかり観察することです。押さえるのに夢中になって，患児の呼吸が苦しそうになってい

るのに気が付かないこともあります。サチュレーションモニターを装着しておきましょう。

治療

▶治療法は？

1 細菌性髄膜炎

できるだけ早く抗菌薬を投与する必要があります。原因菌が不明の場合は年齢から考えられる菌を想定し、投与を行います。また、ステロイドを併用し後遺症の軽減を目指します。症状が重くショック状態になっている場合もあるので、厳重な全身管理が必要です。

細菌性髄膜炎は重篤な疾患であるため、治療とともに予防が重要です。インフルエンザ桿菌や肺炎球菌に対するワクチン（アクトヒブ®、プレベナー®）の接種により、予防が期待できます。

2 ウイルス性髄膜炎

比較的症状が軽いことが多く、補液、制吐剤などの対症療法となります。

3 脳炎

抗ウイルス薬を使用します。ヘルペス脳炎は症状が重いことも多く、細菌性髄膜炎に準じた全身管理と早期治療が必要です。産道感染を起こす感染症のため、新生児の発熱、けいれん、意識障害では必ずヘルペス脳炎の可能性を考えなくてはいけません。

4 脳症

脳症や一部の脳炎では、体内で起こっている高サイトカイン血症を抑える治療を行います。ステロイドパルス療法、大量γグロブリン療法、脳低温療法などの集中治療が必要です。

なんで細菌性髄膜炎ではステロイドを投与するの？

抗菌薬を投与すると髄液中に存在する大量の細菌が破壊され、菌体成分が炎症性サイトカインの産生を誘導します。これらの物質は脳浮腫や血管内皮障害を増悪させるため、神経学的予後を悪化させてしまうのです。ステロイドを前もって投与することで中枢神経での炎症を軽減し、予後を改善することができます。

2 熱性けいれん

疾患の基礎知識

▶ どんな疾患なの？

熱性けいれんは発熱に伴ってけいれん発作がみられる病気で，6か月から6歳の乳幼児に多くみられます。小児の病気のなかでは救急車で救急外来を受診することの多い疾患の1つで，熱性けいれんの既往は日本人では100人の小児のうち約8人にみられます。

▶ どんな症状がみられるの？

1 けいれん

自分の意思とは関係なく，発作的に筋肉の収縮が起こることで，熱性けいれんでは全身けいれんのうち強直発作（全身が硬直するけいれん）が多くみられます（図3）。なかには四肢がぐったりして脱力することもあります。

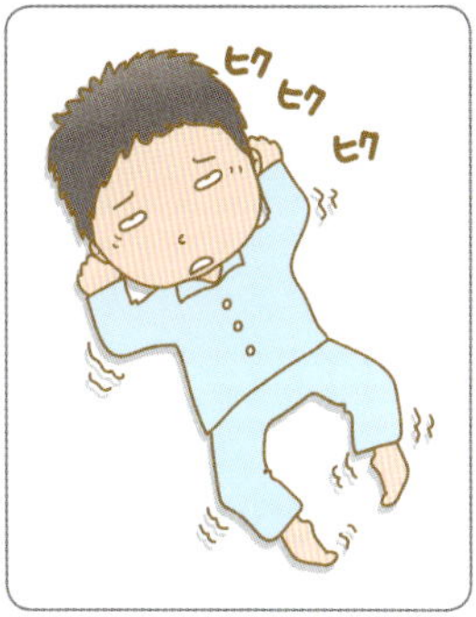

2 発熱

体温が急に上昇するときに起きることが多いですが，時にはけいれん時は平熱で，その後に体温の上昇がみられることもあります。

図3 強直発作

3 意識障害

けいれん中は呼びかけに応えないことが多いですが，けいれん後もしばらく寝てしまうことがあります（けいれん発作後睡眠）。

> 小さな子どもがけいれんを起こしたら，家族はあわてるわよね。けいれん発作が起きたときの対処について，家族にはどう伝えておけばいいの？

> まずは自分が冷静になること。多くのけいれんは数分以内で止まるので，あわてないように。そして安全な場所に寝かせ，衣服を緩め

て呼吸しやすくします。嘔吐したときには吐物を誤って吸い込まないよう，静かに横を向かせましょう。昔は，舌をかまないように「おはしを口に入れる」などと言う人がいましたが，決してしないように。

▶熱性けいれんのタイプは？

単純型熱性けいれんと，複雑型熱性けいれんがあります（表2）。タイプにより，その後の検査や，けいれん予防の方法を決めていきます。

検査と診断

▶どのように診断するの？

1 けいれんの原因が脳炎や脳症，髄膜炎などの感染症や，腫瘍，出血などの疾患でないことを診察や検査で確認します。髄膜炎などが疑われる場合は，頭部CTで頭蓋内圧亢進がないことを確認したあと，髄液検査を施行します。

2 熱のないけいれんを合併したり，てんかんが疑われる場合は脳波検査をします。

お母さんが，急な発熱に伴う悪寒を熱性けいれんと勘違いして，あ

表2　熱性けいれんのタイプ

	単純型熱性けいれん	複雑型熱性けいれん
てんかんの家族歴	なし	あり
分娩時外傷などの脳障害	なし	あり
発症年齢	6か月から満6歳	6か月以下，6歳以上
発作の持続時間	15分以内	15分以上（重積）
けいれんの左右差	なし，左右対称	あり，左右非対称
1回の発熱のけいれん回数	1回	2回以上
発作後の意識障害，片麻痺	なし	あり
神経症状，発達障害	なし	あり

わてて受診することもあるわね。

見極めるポイントは、呼びかけに反応があるか、視線が合うか、です。意識がしっかりしていて視線がしっかり合えば、熱性けいれんではないでしょう。

治療

▶治療法は？

1 受診時にけいれんが続いている場合

①酸素投与、口腔内吸引で気道を確保します。必要ならば気管内挿管を行い、一時的に人工呼吸器につなぐこともあります。

②末梢ラインが確保できれば、末梢ラインから抗けいれん剤を投与して、まずけいれんを止めます。ラインの確保が難しい場合、ジアゼパム原液の注腸か坐薬（0.4〜0.5mg/kg）を使用します。→ 2 -③へ

2 受診時にけいれんが止まっている場合

①見かけ上、けいれんは止まっているようにみえても実際には続いている（身体を触ると固く硬直している感じが残っている）ことがあるので、けいれんがしっかり止まっていることを確認します。

②けいれん後に意識状態がしっかり回復しているか、四肢に麻痺が残っていないかを確認します。

③けいれんと発熱の原因の精査のため診察し、必要に応じて採血検査、画像検査などを行い、熱性けいれんの再発予防法について決めていきます。

熱性けいれんの子どもには発熱やけいれんに対して坐薬を使うことが多いけれど、坐薬を使うときに気を付けることは？

年齢が小さい子どもや、発熱やけいれんで状態が悪い子どもに確実に薬を投与するために坐薬はよく使われるけれど、肛門を刺激して坐薬挿入後に排便してしまうことがあります。けいれん時に使用するジアゼパム坐薬は使用後の吸収が早いので、使用後30分以内に坐薬が排泄されなければ、その後排便があっても再使用せず、そのまま様子をみましょう。また、ジアゼパム坐薬はほかの坐薬（油脂性基剤のもの）と併用すると、油脂性基剤に取り込まれて吸収が阻

害されるので，挿肛後 30 分はほかの坐薬を使用しないようにしましょう。

▶再発は？ 日常生活は？

1 再発時の対応

①発症が生後 15 か月以下，②初回発作が複雑型熱性けいれん，③てんかんの家族歴，④熱性けいれんの家族歴，がある患児では，次の発熱時にけいれんが起きる可能性が高くなります。家族には，再発の可能性を伝えておき，主治医と発熱時の対応を相談しておくことが必要です。家族の不安が強い場合や患児が再発危険因子を多くもつ場合には，ジアゼパム坐薬を熱性けいれん予防の目的で使います。

2 生活指導

発熱時にけいれんを起こすこと以外はほかの子どもと同じで，日常生活に大きな制限はありません。ただ，予防接種については主治医の意見や日本小児科学会のガイドラインに沿って，注意して行うようにしましょう。

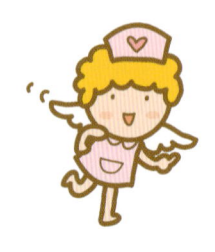

3 てんかん

疾患の基礎知識

▶ どんな疾患なの？

てんかんは，いろいろな原因で大脳の脳神経細胞が過剰に興奮し，繰り返し起こる発作（てんかん発作）が特徴で，様々な臨床症状と検査所見を伴う脳の病気です。成人にもみられますが，80％は18歳以前に発症するといわれています。発症率は100人に1人といわれ，日本全国には約100万人の患者がいますが，現在の医療で適切な治療をして，多くの人たちは普通に社会生活を送っています。しかし，なかには薬でコントロールのきかない難治性てんかんと呼ばれるものもあります。

▶ どうして起きるの？

てんかんの原因は様々ですが，大きく分けて症候性てんかんと，特発性てんかんがあります。

1 症候性てんかん

脳の何らかの障害や損傷により起きるてんかん。分娩時の新生児仮死や低酸素性脳症や脳炎，脳症，髄膜炎，脳出血，脳梗塞，脳外傷，脳腫瘍（手術後も含む）の後遺症として起こります。

2 特発性てんかん

頭部CTや頭部MRIの検査でも異常が見つからず，原因を特定できないてんかんのことです。

▶ どんな症状がみられるの？

てんかん発作は熱性けいれんと異なり，発熱がないときに起きることが多く，過剰興奮した脳の部位によって様々な症状がみられます。

いわゆる「ひきつけ，けいれん」だけでなく，「ボーッとする」，「身体がピクッとする」，「意識がないまま動きまわる」など，普通とは異なる身体症状や意識，運動および感覚の変化が生じます。

▶ てんかんの分類は？

てんかんの発作は，大きく分けると2種類あります。脳全体が最初から過剰興奮して，「電気の嵐」に巻き込まれてしまうのが「全般発作」で，脳のある一部分が過剰興奮するのが「部分発作」です（図4）。最終的には，脳波検査で診断します。

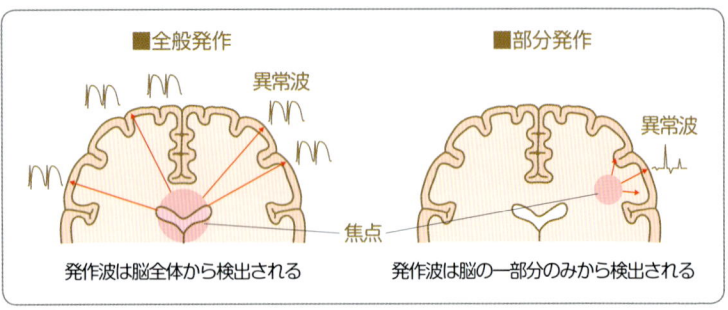

■全般発作　　　　　　　　　■部分発作
異常波　　　　　　　　　　　異常波
焦点
発作波は脳全体から検出される　　発作波は脳の一部分のみから検出される

図4 てんかんの分類

1 全般発作
- 強直間代発作：意識消失とともに全身を硬直させ，直後にガクガクとけいれんする。
- 欠神発作：数秒から十数秒意識消失し，すぐに意識が戻る。
- ミオクロニー発作：一瞬全身をビクッとさせる。
- 間代発作：身体をガクガクとけいれんさせる。
- 強直発作：全身を数秒から十数秒固くする。
- 脱力発作：急に全身の力が抜けて崩れるように倒れる。

2 部分発作
- 単純部分発作：身体の一部のみのけいれんで，意識は保たれる（図5）。
- 複雑部分発作：身体の一部のみのけいれん後に意識が消失するものと，意識消失のみのものがある。
- 二次性全般化発作：部分発作から全般発作に広がる。

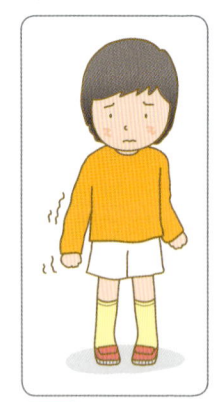

図5 単純部分発作

👦 てんかんは様々な症状がみられて診断が難しいわね。てんかんと判断するには、どのようにすればいいのかな。

👩‍⚕️ 情報（病歴）を十分に聴取し、できれば発作そのものを目撃することが重要です。患児本人や発作を目撃した人から、「いつ、どこで、どのように発作が起きたか」を細かく聞きましょう。可能ならばビデオ記録して持参してもらうのもいいですね。てんかんの多くはけいれん発作（非けいれん発作の場合もある）ですが、確定診断は2回以上の発作を確認するか、1回のみの発作でも再発リスクが高い場合に行います（2014年 ILAE てんかんの臨床的定義）。

👦 てんかんと間違えやすい状態にはどんなものがあるの？

👩‍⚕️ 小児の場合は、熱性けいれん、憤怒けいれん（泣き入りひきつけ）、夜驚症、チック、軽症胃腸炎関連けいれんなどの状態をてんかんと鑑別する必要があります。特に発作前後の発熱、啼泣、下痢、睡眠覚醒状態、空腹（低血糖）を、十分にチェックしましょう。

検査と診断

▶ どのように診断するの？

1 詳細な病歴聴取と身体的診察

今回の発作の状況だけでなく、発作が初めてかどうか、家族や親類に発作を起こした人がいないかを聞きます。身体的観察としては、来院時に本当にけいれんが止まっているか、意識がはっきりしているかを確認します。バイタルサインも重要です。

2 脳波検査

てんかんは脳神経細胞の過剰興奮により起きるので、脳波検査はてんかんの診断のために最も重要な検査です。光刺激、過呼吸、睡眠などの賦活脳波検査も施行します。脳波検査はてんかんの発作型の判定にも用いられます。

3 頭部CT検査，頭部MRI検査

脳腫瘍や脳外傷など、症候性てんかんの原因を調べるために行います。

4 採血検査，尿検査

薬物療法の前後で，副作用の有無，薬物血中濃度の確認のために行います。

🧒 てんかんの発作について医師に話すとき，家族にはどんなことを話してもらえばいいの？

👩‍⚕️ 発作の起きた時間と状況，発作のきっかけは大事です。発作のときに意識があったか，どんなタイプのけいれん（手は？ 足は？ 目は？）で，どのくらい続いたか，そして発作後にどうなったか（眠ったか，手足の麻痺が出たか）も必要な情報です。

治療

▶治療法は？

抗てんかん薬による薬物療法が中心になります。

抗てんかん薬は脳神経細胞の過剰興奮を抑え，興奮がほかの神経細胞に伝わっていかないようにして発作を抑えます。

どの抗てんかん薬を使用するかは，てんかん発作の型，脳波所見，年齢，性別などを考えて決めていきます。

薬物療法のほかに食事療法，外科治療などがありますが，十分な服薬治療を行っても発作がコントロールできないときに行います。

🧒 抗てんかん薬の副作用にはどのようなものがあるの？

👩‍⚕️ 薬が身体に合わないと，発疹などのアレルギー反応が出ます。この場合はすぐに内服を中止する必要があります。また，薬の量が多すぎると眠気，ふらつきがみられます。これはほとんどの抗てんかん薬でみられる可能性のある副作用で，薬の量を調節する必要があります。

また，長く抗てんかん薬を内服していると，肝機能低下，白血球減少，歯肉増生，多毛，脱毛などがみられることもあるので，何か気になることがあれば主治医に相談するように伝えておくといいですね。

4 脳性麻痺

疾患の基礎知識

▶ どんな疾患なの？

脳性麻痺とは，次のように定義されています。「受胎から新生児期（生後4週以内）までの間に生じた脳の非進行性病変に基づく，永続的な，しかし変化しうる運動および姿勢の異常である。その症状は満2歳までに発現する。進行性疾患や一過性の運動障害，または正常化するであろうと思われる運動発達遅延は除外する」（厚生省脳性麻痺研究班会議，1968）。つまり，妊娠中から出産してしばらくの間に起きた先天異常，胎児期の感染症，未熟児，新生児仮死といった周産期異常などの多くの原因により，脳が損傷を受けて運動障害が生じたものの総称です。

現在でも1,000人の出生に対して2〜3人程度の頻度でみられます。発症は胎児期あるいは新生児期ですが，初めは症状がはっきりしないこともあります。首のすわり，お座り，1人歩きなどの運動発達が遅い，四肢のぎこちない動きや姿勢の異常で気付かれることが多く，麻痺の症状は2歳頃までにみられるようになり診断に至ります。

てんかんや精神遅滞も脳性麻痺の症状なの？

運動障害がみられない場合は，脳性麻痺とはいいません。脳性麻痺は運動と姿勢の障害だけれど，精神遅滞やてんかんを合併することがよくあります。そのため精神遅滞やてんかんは脳性麻痺と混同して捉えられることが多いのです。図6のように理解して下さい。

▶ どんな症状がみられるの？

障害された部位によって，運動障害の程度，麻痺のタイプが決まります。

脳性麻痺の症状としては運動発達の遅れのほか，哺乳力が弱い，むせ込みやすい，手足の動きがぎこちない，下肢を交差させる，音に敏感，反り返る，視線が合わないなどがみられます。分類は麻痺の部位によるもの（図7），筋緊張異常のタイプによるものがあります（図8[1]）。症状が重

い症例では，呼吸障害や嚥下障害を合併することもあります。

検査と診断

▶ どのように診断するの？

早期発見が重要ですが，症状がはっきりしてくるまでに時間がかかるこ

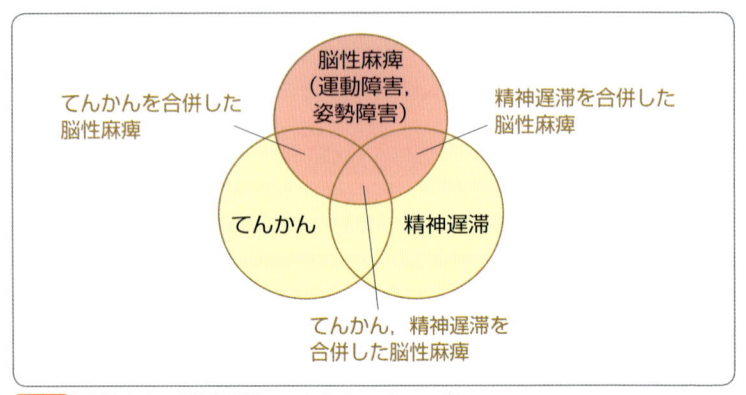

図6 脳性麻痺，精神遅滞，てんかんの3つの輪

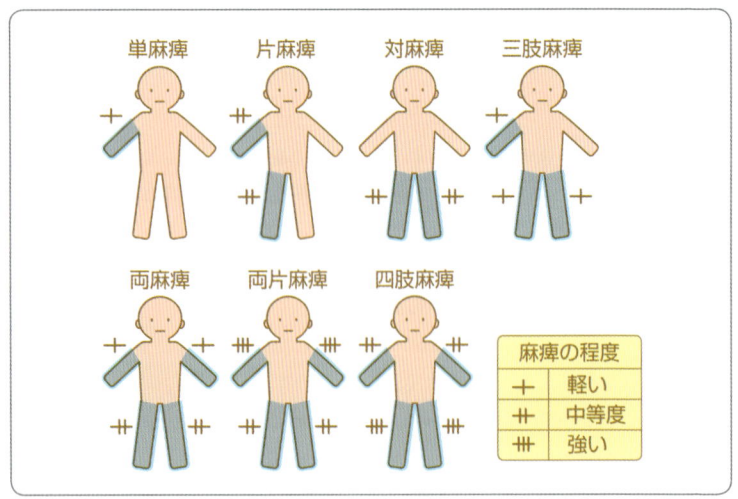

図7 麻痺の部位，程度による分類

麻痺の程度	
＋	軽い
＋＋	中等度
＋＋＋	強い

126　小児をみるとき，知っておきたい疾患

■痙直型(けいちょく)　　　　　　　■不随意運動型（アテトーゼ型）

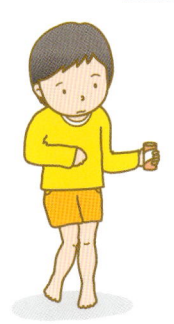

- 片麻痺
  脳血流の循環障害が原因となることが多い。成熟児の正常分娩では1歳頃まで気付かれないことがある。
- 両麻痺
  未熟児出産が主な原因である。股関節の開きが悪い，わきの下で支えて持ち上げると下肢が交差する，などがみられる。
  知能は比較的良好だが，視覚認知の障害がある例が多い。
- 不随意運動型
  （アテトーゼ型）
  身体がねじれるような動きやぎこちない動きが乳児期後半から現れる。筋緊張は低下する。核黄疸が原因の場合，難聴を合併する。

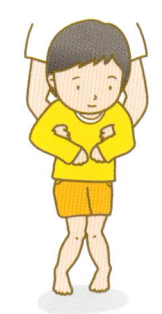

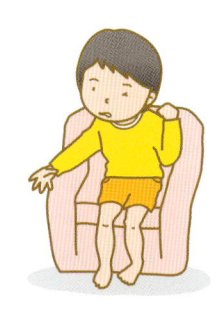

（鴨下重彦，柳澤正義 監修：こどもの病気の地図帳，p.33，講談社，2002より引用改変）

図8 筋緊張異常のタイプによる分類

とがあります。そのため，診察や健康診査で反射や姿勢の異常を見つけることが大切です。通常，血液検査では明らかな異常はみられません。てんかんを合併している場合には，脳波検査で異常を認めます。また，画像検査にて脳の障害を受けた部位に，萎縮や信号異常を認めることがあります。

治療

▶治療法は？

脳性麻痺そのものは定義にもあるように永続的な疾患のため，治癒することはありません。しかし，合併するてんかんに対する治療や筋緊張異常に対する介入が必要です。脳性麻痺では筋緊張の異常があり，多くは筋緊張が亢進しています。そのため運動発達が妨げられたり，QOLが低下し

たりしてしまいます。このような症状を改善するため，筋緊張を緩和する内服薬や，理学療法・作業療法による治療や訓練を行います。また，これらの治療による改善が乏しい場合，ボツリヌス毒素による治療，外科的治療を行うことがあります。

引用文献
1）鴨下重彦，柳澤正義 監修：こどもの病気の地図帳，p.33，講談社，2002．

もう少し詳しく

発達障害とは

発達障害には知的障害，学習障害，広汎性発達障害，注意欠陥・多動性障害（AD/HD）があります。

● **知的障害**
知能指数 70 以下で，日常生活への適応に問題がみられるものをいいます。
● **学習障害**
感覚器，運動機能は異常ありませんが，言語，文字，計算，空間認知に問題があり，学業成績がよくないことを指します。
● **広汎性発達障害**
いわゆる自閉性障害，アスペルガー障害といった自閉症スペクトラムやレット症候群などが含まれます。
● **注意欠陥・多動性障害（AD/HD）**
男児に多い病気です。衝動的な行動やかんしゃく，怒りっぽいといった症状がみられます。

これらの疾患群に共通する特徴は，社会的相互関係の障害，コミュニケーションの障害，想像力の障害です。いずれの疾患でも適切な薬物療法や行動療法により，症状を改善させることができます。

8 筋疾患

1 筋ジストロフィー

疾患の基礎知識

▶ どんな疾患なの？

　筋ジストロフィーとは，筋肉を構成する筋線維が破壊，変性と再生を繰り返しながら，徐々に筋萎縮と筋力低下が進む遺伝性の疾患です。遺伝形式や臨床症状からデュシェンヌ（Duchenne）型筋ジストロフィー，ベッカー（Becker）型筋ジストロフィー，顔面肩甲上腕型筋ジストロフィー，筋強直性ジストロフィーなど，いくつかの病型に分類されています。神経の障害と異なり，筋力低下や筋萎縮が左右対称に生じ，皮膚の知覚が障害されないことが筋ジストロフィーの特徴です。

「ジストロフィー」ってどういう意味なの？

dystrophy（ジストロフィー）とは，もともと「栄養失調」とか「形質異常」を意味する言葉です。そこで，筋肉の変性では「筋ジストロフィー」，中枢神経の変性疾患では「異染性白質ジストロフィー」，眼の角膜が変性すると「角膜ジストロフィー」のように使われます。

1 デュシェンヌ型筋ジストロフィー

疾患の基礎知識

▶ どんな疾患なの？

　筋ジストロフィーのなかで最も頻度の高いのがデュシェンヌ型です。筋細胞膜を形成する蛋白質のジストロフィン（dystrophin）がほとんど産生されないために生じます。この蛋白質の設計図（遺伝子）がX染色体上

にあるために、この疾患は伴性劣性遺伝形式を取り、男児にのみ発症します。その頻度は出生男児3,000人に1人といわれています。ただし、約30％は家族歴が明らかでなく、突然変異が疑われるケースです。

▶伴性劣性遺伝形式とは？

伴性劣性遺伝は、変異遺伝子（この場合はジストロフィン遺伝子）が、X染色体上に存在するときに起こります。男性では（X*Y）で1つしかないX染色体に異常があるために病気を発症しますが、女性の場合は（XX*）となり、半分の正常蛋白質（この場合はジストロフィン蛋白）ができるために発症せずに、健常保因者となります（図1[1]）。

保因女性の子どもの再発危険率は25％で、男児なら50％が発症して、女児では発症しません。このように遺伝する病気としてはデュシェンヌ型筋ジストロフィーのほかに、血友病A、Bなどがあります。

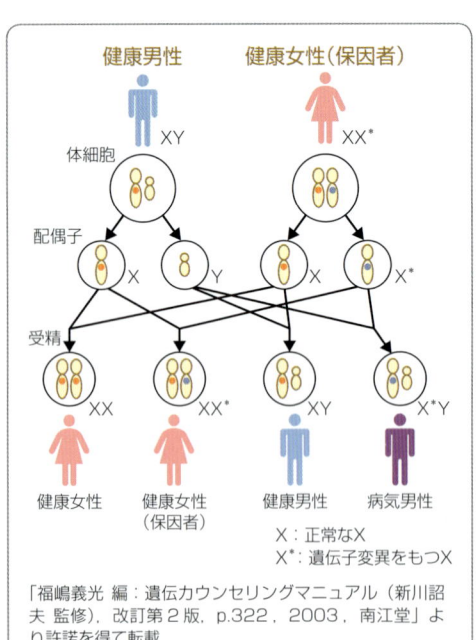

「福嶋義光 編：遺伝カウンセリングマニュアル（新川詔夫 監修），改訂第2版，p.322，2003，南江堂」より許諾を得て転載

図1 伴性劣性遺伝（母親が保因者のとき）

▶ どんな症状がみられるの？

歩行開始が1歳半頃と遅めで、幼児期は走るのが遅く、3歳頃に転びやすい、階段がうまく上がれないなどの症状がみられます。その後、筋力の低下が進行し、6歳頃から立ち上がりが困難になり、10歳頃には歩行不能となります。12～13歳頃には呼吸筋の障害、心筋障害も伴い、20～25歳で呼吸不全、呼吸器感染、心不全で死亡することが多いです。

最近では人工呼吸器などの医療技術の進歩により、5年から10年は生命予後が延びていますが、いまだに根本的な治療法が確立していません。特徴的な症状としては、以下のものがあります。

1 ガワーズ（Gowers）徴候

下肢および脊柱起立筋の筋力低下があるのでスッと立ち上がれず、床を押して起立します。登攀性起立とも呼ばれます（図2）。

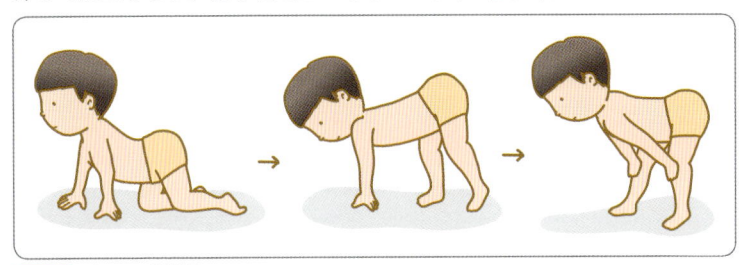

図2 ガワーズ徴候

2 動揺性歩行（アヒル歩行）

下肢を広く開き、腹を前に出して上半身を揺らしながら歩行します。

3 ふくらはぎの仮性肥大

病初期は筋肉の破壊、変性と再生を繰り返すことにより、ふくらはぎが肥大します。この肥大した筋は硬くてゴムのような感触がありますが、筋力はむしろ低下しています。（図3）

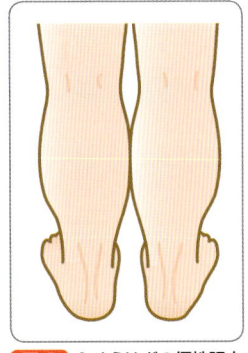

図3 ふくらはぎの仮性肥大

検査と診断

▶ どのように診断するの？

血清クレアチンキナーゼ（CK）値の著明な上昇がみられます。また，筋電図にて筋原性変化がみられます。

筋生検にて免疫染色を行い，ジストロフィン蛋白が筋肉内にないことを確認します。

治療

▶ 治療法は？

残念ながら，現在のところ根本的治療法はありません。機能訓練や関節拘縮予防のためのストレッチ，心不全・呼吸障害に対する対症療法が行われています。

2 ベッカー型筋ジストロフィー

疾患の基礎知識

▶ どんな疾患なの？

ベッカー型の病態は，デュシェンヌ型と同じく筋細胞膜を形成する蛋白質のジストロフィンの異常で生じます。ただし，デュシェンヌ型ではジストロフィン蛋白がほとんど発現していないのに対して，ベッカー型ではその発現量が少なかったり，発現しているジストロフィン蛋白に異常があるために発症します。このため，ベッカー型筋ジストロフィーはデュシェンヌ型と比べて発症時期が遅く，症状の進行も緩徐です。関節拘縮も少なくなります。

遺伝形式は，デュシェンヌ型と同様に伴性劣性遺伝形式をとります。有病率は10万人に3～6人ぐらいです。

▶ どんな症状がみられるの？

デュシェンヌ型と比べて発症年齢が遅く（平均12歳），進行もゆっくりです。歩行が困難になるのも20～40歳です。しかしながら，経過中の心筋障害やうっ血性心不全の合併には注意が必要です。

ベッカー型の診断や治療は，デュシェンヌ型と同じなの？

診断はデュシェンヌ型に従い，軽症型をベッカー型とします。治療法も同様です。

3 顔面肩甲上腕型筋ジストロフィー

疾患の基礎知識

▶どんな疾患なの？

顔面，肩甲骨周囲，上腕部の筋萎縮，筋力低下がみられます。典型的な症例では，10歳代から徐々に症状が出現します。両側の顔面筋の筋力低下がみられますが，眼輪筋，頬筋，咬筋，咽頭筋や呼吸筋は保たれるため，呼吸障害はありません。ゆっくりとした進行の経過をとります。

デュシェンヌ型，ベッカー型筋ジストロフィーと異なり，常染色体優性遺伝形式を示します。

4 筋強直性ジストロフィー

疾患の基礎知識

▶どんな疾患なの？

筋強直性ジストロフィー（筋緊張性ジストロフィー）は，臨床経過から成人型と先天型に分けられます。

成人型は，20歳前後からの筋力低下，筋萎縮と筋強直を主症状とします。先天型はこの病気をもつ母親から生まれた新生児にみられます。出生時にフロッピーインファント（ぐにゃぐにゃ乳児）として生まれてきます。

フロッピーインファントとは，出生時から身体が柔らかく，先天的に筋緊張が低い新生児のことです。原因は，中枢神経（例えば脳性麻痺），脊髄前角（例えば脊髄進行性筋萎縮症），筋（例えば先天性筋強直性ジストロフィー），染色体異常（例えばダウン症）など，いろいろあります。症状としては，蛙のような肢位をとったり，踵が耳についたり，上肢と下肢が二つ折になったり，定頸（首のすわり）が遅れたりします（図4）。

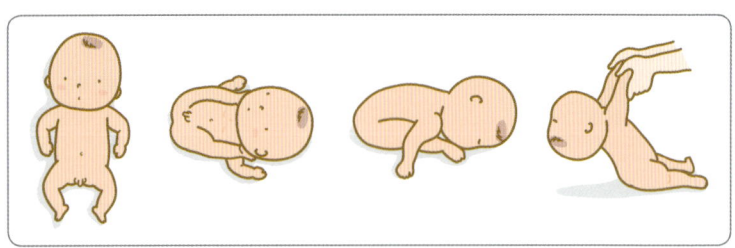

図4 フロッピーインファント

▶ どうして病気は起きるの？

　この病気は常染色体優性遺伝で，19番染色体長腕に位置するミオトニン蛋白質キナーゼ遺伝子の異常で生じます。

　一般的なメンデル遺伝とは少し異なり，この遺伝子配列の中に，異常にたくさんのCTGの3塩基反復配列が伸びて入りこんでしまうと発症します（**図5**）。この配列は誰もがもっており，世代を越えるに従って徐々に伸びますが，成人型の場合は父由来もしくは母由来の一方でもCTGが40回以上に伸長すると発症してしまいます。先天性の場合はほとんどが，母親の伸張してしまったCTG配列を引き継いだ場合に発症し，一般にCTGの反復は1,000回程度になります。

▶ どんな症状がみられるの？

1 成人型

・**筋力低下と筋萎縮**

　　筋力低下や筋萎縮は四肢の遠位筋優位にみられ，徐々に進行します。下肢や顔面筋などが侵され，顔面筋萎縮が進むと特徴的な尖ったあごの細長い顔貌になります。

・**筋強直（ミオトニア）**

　　一旦，筋が収縮すると，すぐには弛緩できない状態となります。具体的には，手を強く数秒間握らせると，急に手を開こうとしても筋が強直していまい，すぐには手を開くことができません。

・**そのほかの合併症状**

　　白内障，心筋障害，糖尿病など他臓器にわたる合併症がみられます。

```
          ミオトニン蛋白質キナーゼ遺伝子
                                    CTGCTG
                                    CTGCTG
 父方，母方から
 1本ずつ計2本を
 受け継ぐ
                                    CTGCTG
                                 CTGCTG…CTG
                                 40回以上の反復
       1本の反復が異常に伸びる        ↓
       と，この病気が起こってしま    発症
       います
```

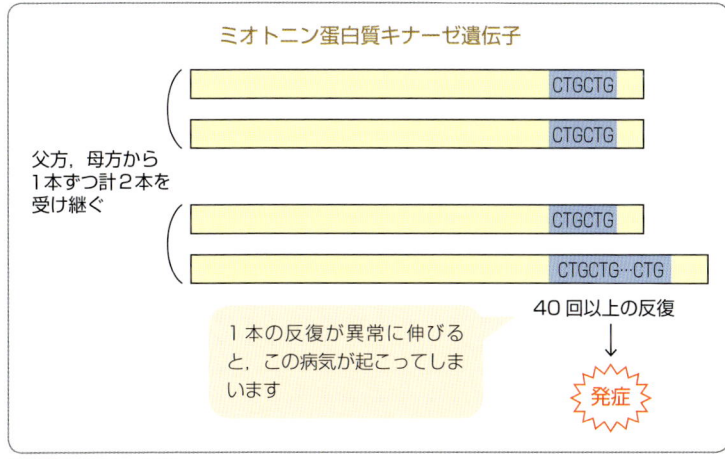

図5 CTGの反復

2 先天型

　出生時より筋力低下がみられ，フロッピーインファントとして生まれます。時に自発呼吸が困難で，しばらくの間，人工呼吸管理を要することもあります。その後，人工呼吸管理から離脱できれば，ほとんどの場合，症状が改善するといわれています。しかし，通常は強い筋力低下があり，知能低下も認められます。筋強直は幼児期には出現しにくく，10歳前後に現れて，思春期以降になると成人型とほぼ同じ症状を示すようになります。

引用文献
1) 福嶋義光 編：遺伝カウンセリングマニュアル（新川詔夫 監修），改訂第2版，p.322，南江堂，2003.

2 脊髄進行性筋萎縮症

疾患の基礎知識

▶ どんな疾患なの？

脊髄前角の運動神経細胞が変性して，全身の筋力低下と筋萎縮が徐々に進行する運動神経の病気です。病理学的には，脊髄前角細胞の変性・脱落を特徴とします。

▶ どうして病気は起きるの？

この病気には，5番染色体上の運動神経細胞が生きるために重要な遺伝子（SMN遺伝子）が関係しており，この遺伝子に異常があると発症します。この病気の場合は常染色体性劣性遺伝形式をとります。つまり，両親は2本あるSMN遺伝子の1つに異常をもつ健常保因者であり，まったく症状はありません。しかし，このうちの異常のある1本ずつを両親から受け継いだ場合にのみ，病気を発症します。

脊髄進行性筋萎縮症は，症状によって次のように分類されます。

1 Ⅰ型：重症型，ウェルドニッヒ - ホフマン病（Werdnig-Hoffmann病）

出生時，フロッピーインファントとして生まれ，時に呼吸障害が著しいと人工呼吸管理を要する場合もあります。哺乳困難，嚥下困難を認め，生涯，定頸，寝返りなどができないこともあります。一般に幼児期までに死亡することが多いです。

2 Ⅱ型：中間型

生後18か月までに発症し，座る程度までの運動能は獲得しますが，歩行することはありません。

3 Ⅲ型：軽症型，クーゲルベルク - ヴェランダー病（Kugelberg-Welander病）

運動発達が遅く，歩行程度までは獲得するものの，徐々に下肢から筋力低下が現れて転びやすくなり，歩行障害がみられるようになります。次第に上肢にも筋力低下の症状が表れます。進行は遅く，精神，知能は侵されることはなく，車いすや在宅酸素療法を用いながら，成人して生涯を送ることが可能なこともあります。

9 血液疾患, 悪性腫瘍

1 貧血

疾患の基礎知識

▶ どんな疾患なの？

ヒトの体内で肺で取り入れられた酸素は，全身へ運ばれます。この運搬を担当するのが赤血球です。

貧血は，赤血球中で酸素と結び付く役目を果たすヘモグロビン（Hb）が減った病態をいいます。Hb が 11.0g/dL 以下なら，どの年齢の小児でも貧血があるといえます。

▶ 貧血の分類は？

貧血は様々な疾患で起こりますが，診断の際には，まず赤血球指数による分類がされます（表1）。小児期の貧血のなかで最も遭遇する機会が多いのは，鉄欠乏性貧血と再生不良性貧血です。

表1 貧血の分類

貧血の分類	MCV	MCH	主な疾患
小球性 低色素性貧血	低値 80fL >	低値 25pg >	鉄欠乏性貧血，感染性貧血，サラセミア
正球性 正色素性貧血	正常 80-100fL	正常 28-32pg	溶血性貧血，再生不良性貧血，急性出血，白血病
大球性 高色素性貧血	高値 100fL <	高値 32pg <	ビタミン B_{12} 欠乏性貧血，葉酸欠乏性貧血，再生不良性貧血

赤血球指数って何？ MCV や MCH は検査でよく見るけれど……

赤血球指数とは，平均赤血球容積（MCV：赤血球の大きさ），平均赤血球ヘモグロビン量（MCH：赤血球に含まれるヘモグロビンの

量），平均赤血球ヘモグロビン濃度（MCHC：赤血球に含まれるヘモグロビンの濃度）のことです。これらは貧血を疑ったら必ず調べる項目で，貧血の大まかな分類と診断ができます。

1 鉄欠乏性貧血

疾患の基礎知識

▶ どんな疾患なの？

体内でヘモグロビンを作るのに必要な鉄分が不足して貧血になったものを鉄欠乏性貧血といいます。鉄分の不足は，鉄分の需要と供給のバランスが崩れることにより起こります。

1 鉄需要の増加
急速な成長による増加（低出生体重児，乳幼児期，思春期）

2 鉄の供給不足
・周産期の貯蔵鉄不足（低出生体重児，双胎間輸血，胎盤早期剥離など）
・食事からの鉄摂取の不足，離乳の失敗
・鉄吸収障害（蛋白漏出性胃腸症，胃小腸切除後，食事アレルギー，ヘリコバクター・ピロリ感染症など）

3 鉄の喪失
・周産期の失血
・消化管出血（胃十二指腸潰瘍，メッケル憩室，潰瘍性大腸炎など）

4 出血素因による出血
血小板減少症や凝固異常に起因する反復性鼻出血，過多月経など

5 肺出血（特発性肺ヘモジデローシス）
高度の慢性血尿など

▶ 好発年齢は？

小児では，発育の盛んな乳児〜幼児期（生後9か月〜2歳）と思春期に多くみられます。

乳児期では，妊娠後期3か月間でたくさんの鉄を母親から胎盤を通じてもらうため，成熟児の場合は生後3〜4か月まで鉄が不足することはありません。しかし早産児の場合は，生後4か月頃から未熟児後期貧血として

みられます。また、鉄欠乏性貧血に至るには段階があり、まず血液中や組織中の鉄欠乏状態（貧血なし）が起こり貯蔵鉄の低下がみられたあと、最終的に貧血になります。

> 母乳で育てたほうが、人工栄養の場合より鉄欠乏性貧血になりやすいの？

> 乳児の鉄欠乏性貧血は、ほとんどが母乳栄養児です。
> 母乳の鉄含有量は、0.03〜0.07mg/dL。調製粉乳の0.8〜1.0mg/dLに比べてとても少ないのです。そのためバランスよく離乳食が摂れず、母乳中心のままだと鉄欠乏になることが多いのです。

▶ どんな症状がみられるの？

顔色が悪い、眼瞼結膜が白っぽい（図1）などが特徴ですが、徐々に起きると気が付きにくい症状です。易疲労、息切れ、頭痛、時に精神神経症状（刺激性の亢進、発育発達の遅れ）、注意力や集中力、記憶力の低下を認めることもあります。異食症（土や氷を食べる）もみられることがあります。

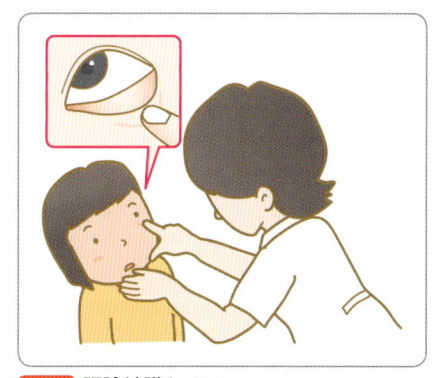

図1 眼瞼結膜をみる

診察すると、頻脈や心音で収縮期雑音が聴かれることもあります。

（検査と診断）

▶ どのように診断するの？

基本的な血液検査でわかります。ヘモグロビンの低下、平均赤血球容積（MCV）と平均赤血球ヘモグロビン量（MCH）の低下、血清鉄の低下、総鉄結合能（TIBC）上昇、貯蔵鉄を反映する血清フェリチンの低下などがみられます。赤血球は小球性低色素性の形態を示します（図2）。

正常赤血球　　　鉄欠乏性貧血の赤血球

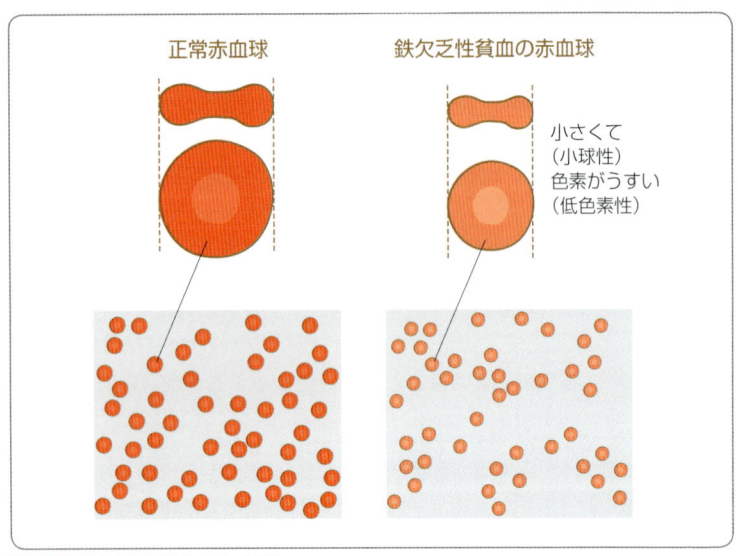

小さくて
（小球性）
色素がうすい
（低色素性）

図2 鉄欠乏性貧血の赤血球

> 検査をするときには，発熱などしていないか確認が必要です。発熱時には貧血があってもフェリチンが上昇するので，鉄欠乏性貧血かどうか正しい判断ができないからです。

> 検査は体調のよいときに行うのね。子どもはよく熱を出すから気を付けないと。

治療

▶治療法は？

　鉄欠乏性貧血になるのは貯蔵鉄が枯渇した鉄欠乏の最終段階なので，食事療法だけでは改善しません。鉄剤の服用を行い，貧血が改善してからも貯蔵鉄（フェリチン）が増加するまで2～3か月服用を継続します。

　消化管疾患など貧血の原因となる病気がある場合は，その治療を行うことが大切です。

👩‍🦰 鉄剤内服中の患児の母親から,「便が黒っぽい。血便では？」と相談を受けたんだけど。

👩‍⚕️ 鉄剤を内服していると黒色便になることがあるけれど,心配はありません。

👩‍🦰 食事療法についてもよく質問されるのだけど,鉄分の多い食材ってどんなもの？

👩‍⚕️ ひじき,あさり,しじみ,ほうれん草,レバー,肉,魚,卵黄など。動物性食品のほうが植物性食品より鉄の吸収がいいのよ。それと,ビタミンCは腸からの鉄吸収を促進するので,ビタミンCが豊富な野菜などを一緒に摂るといいわね。

2 再生不良性貧血

疾患の基礎知識

▶ どんな疾患なの？

骨髄で造血細胞が減少する疾患で,機序は血液のもとである造血幹細胞に対する自己免疫反応が関係しているといわれています。血液を作る骨髄では,造血細胞が減少して脂肪に置き換わります（図3）。

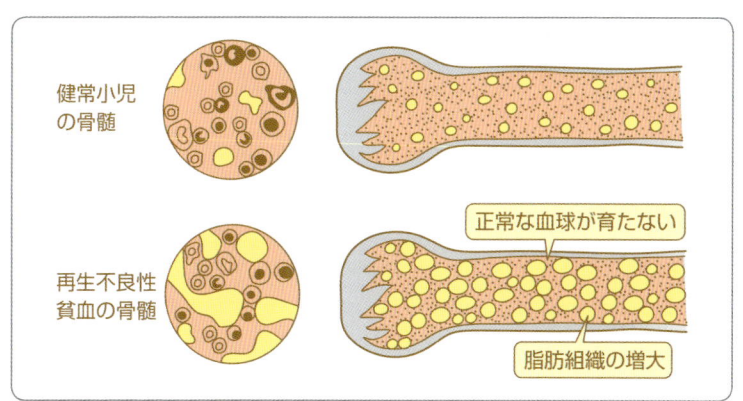

図3 再生不良性貧血の骨髄（脂肪髄）

▶ どんな症状がみられるの？

1 汎血球減少（貧血，白血球減少，血小板減少）を認めた場合，軽症，中等症，重症に分類されます（表2）。

2 重症例では貧血による赤血球輸血が必要となり，白血球減少による易感染傾向が，血小板減少からは出血傾向がみられます。肝脾腫やリンパ節腫脹は伴いません。

表2 再生不良性貧血の重症度基準

stage 1	軽症	下記以外
stage 2	中等症	以下の2項目以上を満たす 　網赤血球　　60,000/μL 未満 　好中球　　　1,000/μL 未満 　血小板　　　50,000/μL 未満
stage 3	やや重症	以下の2項目以上を満たし，定期的な赤血球輸血を必要とする 　網赤血球　　60,000/μL 未満 　好中球　　　1,000/μL 未満 　血小板　　　50,000/μL 未満
stage 4	重症	以下の2項目以上を満たす 　網赤血球　　20,000/μL 未満 　好中球　　　　500/μL 未満 　血小板　　　20,000/μL 未満
stage 5	最重症	好中球200/μL未満に加えて，以下の1項目以上を満たす 　網赤血球　　20,000/μL 未満 　血小板　　　20,000/μL 未満

注1：定期的な赤血球輸血とは毎月2単位以上の輸血が必要なときを指す。
注2：この基準は平成10（1998）年度に設定された5段階基準を修正したものである。
（厚生労働省 特発性造血障害に関する調査研究班，平成16年度改訂）

検査と診断

▶ どのように診断するの？

血液検査では汎血球減少がみられます。骨髄生検では造血細胞の減少と脂肪髄化を確認します。そして，ほかの汎血球減少をきたす疾患が除外できれば，再生不良性貧血と診断されます。

治療

▶治療法は？

中等症では免疫抑制療法，重症では免疫抑制療法か造血幹細胞移植が行われます。軽症であれば，特に治療は必要ありません。定期的な血液検査を行い経過をみます。

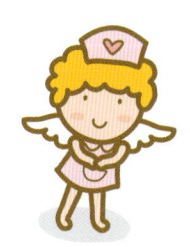

2 白血病

疾患の基礎知識

▶ どんな疾患なの？

骨髄にある造血細胞が，その分化段階で腫瘍性増殖（白血化）をしたもので，「血液のがん」ともいわれています。

骨髄とは，骨の内側にある，いわば「造血の工場」です。骨髄の中にはすべての血球になれる造血幹細胞（血球の種のような細胞）があり，それが赤血球になったり，白血球になったりします。それらが十分に成熟すると，末梢血に出ていき，それぞれの仕事をします。

白血化とは，未熟な血球の赤ちゃんが成熟をやめて，未熟なまま異常に増殖することです（図4）。例えば，リンパ球系の未熟な細胞が白血化すると急性リンパ性白血病（ALL）に，まれですが，赤血球系の未熟な細胞が白血化すると赤白血病になります。

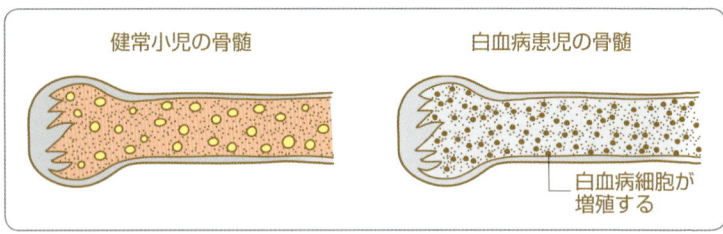

図4 白血病細胞の増殖

▶ 小児の白血病の特徴は？

1 急性白血病がほとんどで，なかでも急性リンパ性白血病（ALL）が最も多く，2/3程度を占めます（成人は急性骨髄性白血病が多い）。急性骨髄性白血病（AML）は25％，そのほか慢性骨髄性白血病（CML），骨髄異形成症（MDS）などがあります。

2 10万人に3〜4人発症するといわれています（日本の19歳以下では年間700〜800人）。

3 2〜6歳が好発年齢で，乳児期に発症すると予後は不良です。

4 急性骨髄性白血病（AML）はダウン症に合併することもあります。

▶ どんな症状がみられるの？

未熟な白血病細胞が骨髄で増えると，正常な赤血球，白血球，血小板が育つことができなくなります。そのため貧血，出血傾向（紫斑，関節・歯肉出血，病的に鼻血が止まらないなど），肝脾腫大などがみられます。遷延する発熱や顔色不良で血液検査をしたら，貧血，白血球数が異常に増加している，血液像で幼若細胞を多数認めるなどで発見されます。また，骨の痛みで発見されることもあります。

検査と診断
▶ どのように診断するの？

血液像検査で末梢血に異常な幼若細胞（白血病細胞，別名 Blast）がある，白血球数が非常に多い，汎血球減少がみられたときなどに疑われ，骨髄検査（マルク：骨髄標本の各種染色，表面抗原マーカー検査，染色体検査）で診断していきます。白血病にも種類があり，昔から用いてきたFAB分類や，最近ではWHO分類で診断します。

FAB分類では，骨髄における芽球（異常な幼若細胞）の割合が30％以上を白血病と定義し，急性リンパ性白血病（ALL）はL1～3，急性骨髄性白血病（AML）はM0～7まで分類されています。

> マルクってよく聞くけれど，何のこと？

> 骨髄検査のことで，ドイツ語の骨髄（クノッヘンマルク）からきています。白血病以外でも固形腫瘍の骨髄転移や，再生不良性貧血などの造血障害が疑われたときに実施されます。後腸骨や上前腸骨などに麻酔をして穿刺します（図5）。最近は静脈麻酔も使用して，痛みや恐怖を少なくする工夫もされています。

②白血病

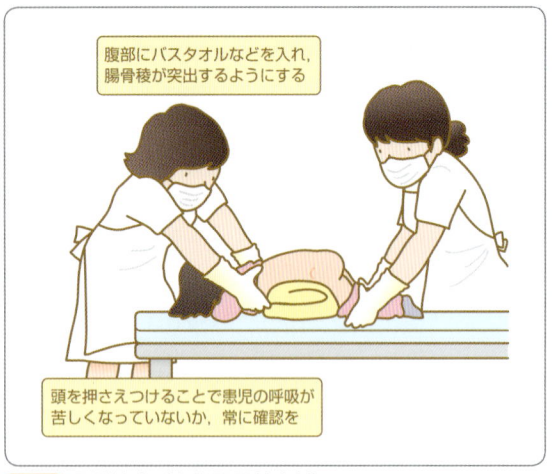

図5 骨髄検査（上後腸骨棘穿刺）

(治療)

▶治療法は？

　白血病と一言でいっても，白血病細胞の種類や悪性度によって予後や治療法がまったく違います。急性リンパ性白血病（ALL）の場合，ステロイドに対する白血病細胞の反応性や表面抗原マーカー検査，染色体検査の結果で治療を選択します。

　治療期間も白血病の種類により異なりますが，順調にいっても，1年入院，1年外来通院で治療します。治療は，下記の順番で進めていきます。

1. 寛解導入療法：初回の多剤併用化学療法
2. 強化（地固め）療法：寛解導入後の微小残存病変を根絶に導く治療
3. 再寛解導入療法：再度，多剤使用で強力に治療する方法
4. 維持・強化療法：外来でも可能な治療

　このなかには，抗がん剤が届きにくい，中枢神経系に対する髄腔内注射（髄注：脊髄腔に直接，薬を投与する）なども含まれます。

　また，治療後も数年にわたって再発の有無や晩期合併症〔→ p.149参照〕の検索のために，定期的な受診が必要になります。

▶ 予後は？

 小児の白血病の予後は成人と比較しても年々改善され，長期生存率が8割強になってきました。一般的には成人と違い，急性リンパ性白血病（ALL）のほうが急性骨髄性白血病（AML）より予後が良好といわれています。しかし，特別な遺伝子変異のあるタイプや乳児の白血病など，まだまだ予後が悪いものもあり，よりいっそうの治療法の改善が必要です。

▶ 寛解とは？

 白血病の病型の診断がつくと，寛解という状態を目指します。最初の化学療法が終わった時点で末梢血に白血病細胞が流れなくなり，骨髄検査をして白血病細胞が5％以下になったら，まずは寛解導入が成功した状態です。ただ，その時点では体内には白血病細胞が10^9個以下は残存しているといわれ，その後さらに強化療法や維持・強化療法を重ねていきます。強化療法が終わった時点では，体内の白血病細胞は10^6個程度まで減ってきているといわれています。

 治療終了の時点で体内の白血病細胞が0個になるのが理想ですが，実際はある程度残存しているといわれています。

▶ 抗がん剤の副作用は？

 抗がん剤を使用するにあたり，副作用は避けて通れません。闘病生活は長期にわたるため，副作用のコントロール（支持療法）は極めて重要です。

1 骨髄抑制（好中球減少）

 必ず起こる副作用です。好中球減少時の感染を防ぐため，クリーンベッドの導入，抗菌薬・抗真菌薬の適切な使用，G-CSFの投与などを行います。

2 悪心，嘔吐

 制吐剤を使用します。

3 皮膚粘膜病変

 大量のメトトレキサート静注投与時にみられます。傷んだ粘膜から，細菌や真菌が侵入することもあるので，予防のためにもうがいや抗真菌薬の内服が重要です。

4 脱毛

抗がん剤は白血病細胞を死滅させる一方で，正常な毛根細胞にもダメージを与えるため，脱毛がみられます。治療が終われば髪の毛は生えてきます。

▶ 再発とは？

一度寛解に入った患児が，治療中ないしは治療後に再び体内に白血病細胞を認めるようになることです。再発の不安は治療後もつきまとい，5年間再発がなければ，まずは一安心ということになります。再発が多い場所は骨髄，中枢神経，精巣です。また，二次がんといって化学療法の抗がん剤や造血幹細胞移植に伴う放射線療法などの影響で，数年後に初発時とは異なるタイプの白血病になることもあります。

再発した場合，もう一度化学療法をやり直すのが基本ですが，初回の治療より強化した治療をしないと効果が期待できません。治療に反応が乏しかったり，何回も再発して化学療法の効果が期待できないと判断されると，造血幹細胞移植を検討することもあります。造血幹細胞は，骨髄，G-CSFにより刺激された末梢血，臍帯血に含まれます。

なお移植には，白血球の血液型（HLA）が一致するドナーを探すことが必要です。兄弟姉妹が1/4の確率で白血球の型が合うといわれています。親戚や両親も検査することが多いですが，なかなか一致することはなく，最終的には骨髄バンクや臍帯血バンクで探すこともあります。

どうして最初から造血幹細胞移植をしないの？

移植はいわば，最後の逆転ホームランを狙っているのです。大量の抗がん剤や放射線照射で自分の骨髄をほぼ空の状態にして移植細胞を入れるのですが，まずドナー確保の問題があります。そして，感染症やそのほかの合併症を抱えていると移植治療のリスクがぐんと増すし，移植後の拒絶反応に苦しむことになることも多く，簡単にできる治療ではありません。ただ，特に悪性度の高い患者さん，例えばPh染色体が陽性の患者さんや，乳児の白血病などは初発時から移植を考えることもあるんですよ。

▶ 晩期合併症とは？

多くの患児が社会生活に復帰するようになった現在，次の問題として治癒した患児のQOLが必ずしもよくないことがあります。身体的な問題，心理的な問題，社会生活に伴う問題などで，これらを晩期合併症といいます。

特に問題となる身体的合併症としては，下記のようなものがあげられます。

1 成長発達への影響
低身長，肥満，やせ，思春期早発，性的成熟の問題，妊孕力(にんよう)の低下

2 臓器機能への影響
心機能障害（アントラサイクリン系薬剤の心毒性），呼吸機能障害，内分泌機能障害，肝障害，腎障害，消化器官機能障害，視力障害，聴力障害

3 社会生活への適応
長期の入院のため学校の問題，家庭内の問題，進学・就職，妊娠・出産

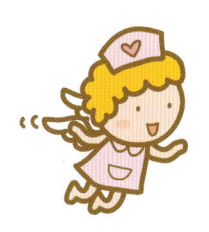

3　悪性リンパ腫

疾患の基礎知識

▶ どんな疾患なの？

　悪性リンパ腫とは、リンパ系組織のがんの総称です。胸腺、扁桃、リンパ節、脾臓、骨髄のほか、皮膚や腸管の壁や脳など、どこからでも発生します。

　リンパ節は、鼠径部や腋窩、頸部などに集まっています（図6）。リンパ節の働きは、リンパ球を産生、異物を処理し、抗体を作ることであり、身体を感染から守る重要な役割をもっています。このリンパ節やリンパ組織の細胞ががん化したのが悪性リンパ腫です。

　そもそも、リンパって何？

　リンパとは、リンパ液の循環のこと。身体の中には血液の流れる動脈・静脈以外に、リンパ液がゆっくり流れるリンパ管があります。リンパ液の流れには、腸から吸収された脂肪を運んだり、血管から漏出した水分を回収する役目と、血液中にいるリンパ球をリンパ管と行き来させながら外部からの細菌やウイルスと戦うという免疫の役目があります。

▶ 小児の悪性リンパ腫の特徴は？

　悪性リンパ腫の発生頻度は、日本では白血病、脳腫瘍、神経芽腫に次いで4番目に多く、全小児年齢層にわたり人口100万人に10人程度の発症がみられる悪性腫瘍です。悪性リンパ腫は、ホジキンリンパ腫（ホジキン病）と非ホジキンリンパ腫に分けられますが、わが国の小児では、非ホジキンリンパ腫が圧倒的に多くなっています（9：1）。

　非ホジキンリンパ腫は、さらにバーキットリンパ腫、びまん性大細胞型B細胞リンパ腫、リンパ芽球性リンパ腫、未分化大細胞型リンパ腫の4種類に分類されます。

　悪性リンパ腫も白血病と同様に治療成績は改善されています。非ホジキ

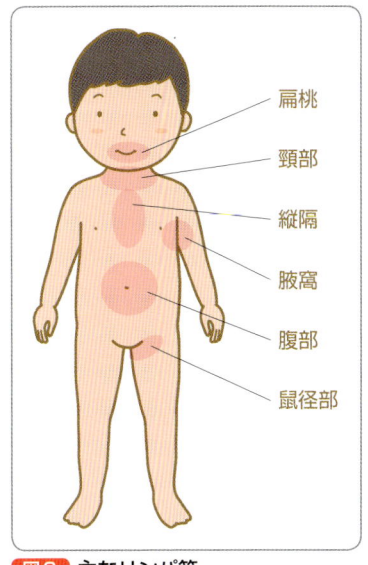

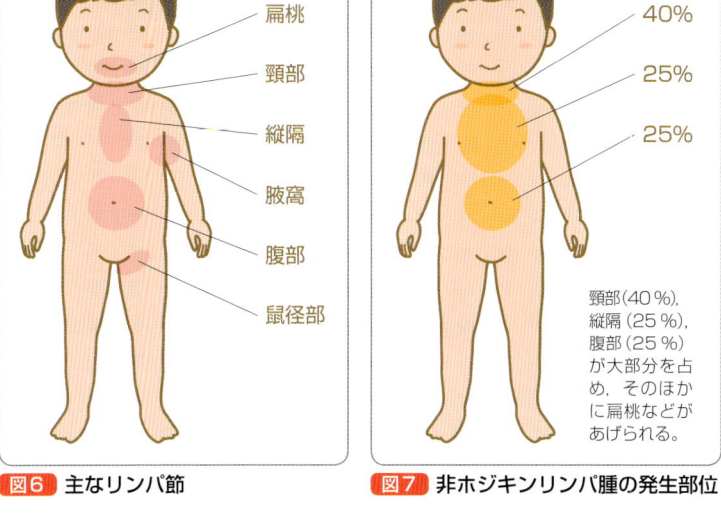

図6 主なリンパ節
- 扁桃
- 頸部
- 縦隔
- 腋窩
- 腹部
- 鼠径部

図7 非ホジキンリンパ腫の発生部位
- 40%
- 25%
- 25%

頸部(40%)、縦隔(25%)、腹部(25%)が大部分を占め、そのほかに扁桃などがあげられる。

ンリンパ腫では、腫瘍が限局したタイプであれば5年生存率は90％以上で、治癒も期待できる疾患です。

> 悪性リンパ腫は「血液のがん」ともいわれるけれど、白血病とは違うの？

> 両方とも造血幹細胞や血球の異常増殖がみられる疾患のため、「血液のがん」と呼ばれます。両者の違いは、細胞が異常増殖する場所です。白血病では骨髄に白血病細胞が異常増殖しますが、悪性リンパ腫では、主にリンパ節内で異常増殖します。

▶ どんな症状がみられるの？

頸部や鼠径部などの表在リンパ節腫脹で気付かれることが多いですが、炎症や感染症などでもリンパ節は腫脹します。下記のようなリンパ節腫脹がみられたら悪性の可能性もあり、注意が必要です。

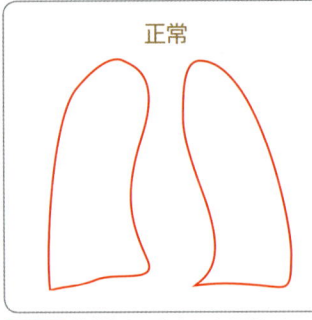

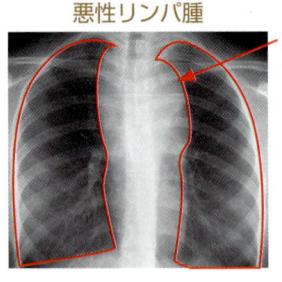

図8 前縦隔に発症した悪性リンパ腫

① かなり硬くなっているもの
② 痛みがなく異様に大きいもの
③ 急速に増大するもの

　ホジキンリンパ腫は約90％が頸部リンパ節原発であり，無痛性で連続的に進展する頸部リンパ節腫脹が特徴です。進行に伴い発汗，体重減少，かゆみなどの全身症状もみられます。

　非ホジキンリンパ腫では，発生部位（図7）により症状は様々です。

　腹部が原発の場合は，腹部腫瘤，腹痛，食欲不振，不明熱などの症状がみられます。時には腸重積で見つかることもあります。

　胸部が原発の場合は，呼吸困難や咳，気道閉塞などがみられ，たまたまとったX線で異常陰影が見つかることもあります。

検査と診断

▶ どのように診断するの？

　触診や血液検査でリンパ腫が疑われる場合，確定診断は腫大したリンパ節の生検で行われ，がん化した細胞の種類を病理学的に診断します。

　さらに身体への広がりを見るためにX線検査（図8），CT，MRIやガリウムシンチグラフィー，PETといった画像検査をします。これにより病期の分類がされます。ホジキンリンパ腫では，Ann Arbor分類（表3）が，非ホジキンリンパ腫ではMurphyによる分類が用いられます（表4）。

表3 Ann Arbor 分類（Cotswolds 改訂）

Ⅰ期	1つのリンパ節領域，またはリンパ組織（扁桃腺，脾臓，胸腺など）に病変がとどまっている場合。リンパ節以外の臓器の限局的なリンパ腫の病変
Ⅱ期	横隔膜を境界として，その上または下いずれか一方に限局した，2つ以上のリンパ節領域，リンパ組織の病変
Ⅲ期	横隔膜の両側に及ぶリンパ節領域またはリンパ組織の病変
Ⅳ期	広範な，リンパ節以外の臓器への広汎な浸潤。例えば，骨髄，肝臓などの臓器に病変がある場合

(Lister TA, et al.: J Clin Oncol 7, 1630-1636, 1989 より)

表4 小児非ホジキンリンパ腫の Murphy による分類

Stage Ⅰ	単一のリンパ節外あるいは単一のリンパ節領域への浸潤（縦隔と腹部の腫瘤は除く）
Stage Ⅱ	所属リンパ節を含む単一のリンパ節外腫瘤
	横隔膜の上下でみた同側の2か所以上のリンパ節領域への浸潤
	横隔膜の上下でみた同側の独立した2か所以上のリンパ節外腫瘤（所属リンパ節への浸潤の有無は問わない）
	切除可能な消化管腫瘤（通常は回盲部に発症，所属腸管膜リンパ節のみであれば，浸潤の有無は問わない）
Stage Ⅲ	横隔膜上あるいは下の2か所以上のリンパ節外腫瘤
	横隔膜上あるいは下の2か所以上のリンパ節領域への浸潤
	すべての胸腔内（縦隔，胸膜，胸腺）原発腫瘤
	腹腔内に広範な浸潤を示すすべての原発性腫瘤（通常は切除不能）
	すべての傍脊髄，硬膜外腫瘤（ほかの部位の腫瘤の有無は問わない）
Stage Ⅳ	中枢神経系，骨髄（末梢血に芽球がなく，骨髄血中の芽球は25％以下），あるいはその両方に浸潤がある場合は，すべて Stage Ⅳとする

(Murphy SB et al.: New Engl Med 299, 1446, 1978 より)

🧒 ガリウムシンチグラフィーや PET で，何を調べられるの？

👩‍⚕️ ガリウムシンチグラフィーとは，ガリウム 67（^{67}Ga）というラジオアイソトープを含んだ薬剤を注射して行う核医学検査です。この検査では，薬剤が腫瘍や炎症を起こしている組織に集まる性質を利用して，全身および各部位の病巣の有無・進行状況を調べられます。腫瘍のなかでも悪性リンパ腫の描出に最も有用です。
PET は，がん細胞が正常細胞に比べて 3 〜 8 倍のブドウ糖を取り込むという性質を利用しています。ブドウ糖に近い成分（FDG）を体内に注射し，しばらくしてから全身を PET で撮影します。するとブドウ糖（FDG）が多く集まるところがわかり，がんを発見する手がかりとなるのです。

> 治療

▶ 治療法は？

悪性リンパ腫も血液のがんの一種なので，治療に用いられる抗がん剤は白血病と極めて類似しています。ホジキンリンパ腫では放射線療法を併用したり，再発例では造血幹細胞移植が行われています。

🧒 治療後は免疫機能が低下しているのよね。何に注意したらいいのかな。

👩‍⚕️ 免疫機能は，治療終了後約 6 か月で回復します。それまでは感染症に注意する必要があります。特に麻疹，水痘は重症化しやすいので早めに対応しましょう。あとは，特に神経質になる必要はありません。もちろん晩期合併症（内分泌障害や二次がんなど）のチェックのために定期的な通院は大切です。

🧒 手術による治療はできないの？

👩‍⚕️ リンパ系組織は全身をめぐっているため，胃がんや大腸がんなどと異なり，外科手術で切除することはできません。また，全身に発生するという性質上，抗がん剤治療や化学療法を行ってもがん細胞は残っている可能性があります。そのため腫瘍を検出しなくなった時点で「寛解」したと表現します。これは白血病と同じですね〔→ p. 147 参照〕。

4 固形腫瘍

疾患の基礎知識

▶ どんな疾患なの？

　小児に発症する固形腫瘍は良性奇形腫，脂肪腫，血管腫などの良性腫瘍と，放置すると生命を脅かす悪性腫瘍に分けられます。ここでは悪性腫瘍について解説します。

　発症部位と種類は**表5**のように分類され，頻度が多いほうから脳腫瘍，神経芽細胞腫，悪性リンパ腫，ウィルムス腫瘍，網膜芽細胞腫の順です。発熱や顔色不良などで発見されることもありますが，乳児健診で腹部の腫瘍に初めて気が付くこともあります。

表5 悪性腫瘍の発症部位と種類

発症部位	種類
頭部	網膜芽細胞腫，脳腫瘍，横紋筋肉腫
頸部	悪性リンパ腫
胸部	神経芽細胞腫，ランゲルハンス細胞組織球症（LCH），奇形腫，横紋筋肉腫
腹部	神経芽細胞腫，肝芽細胞腫，ウィルムス腫瘍（腎芽細胞腫），悪性リンパ腫
四肢	骨肉腫，横紋筋肉腫，Ewing肉腫

　悪性腫瘍って，がんのことよね。

　悪性腫瘍は，「がん」と「肉腫」に大きく分けられます。肺の表面の上皮（粘膜）から発生すれば「肺がん」。さらに深い場所，例えば神経や筋肉などから発生したものは「肉腫」と呼ばれます。小児では肉腫のほうが多いのが特徴です。でも通常，小児の悪性腫瘍は，まとめて「小児がん」と呼ばれることが多いようね。

　子どもにもがんができるの？

　白血病も含めると，20歳未満で年間3,000人前後くらい発症するといわれています。小児人口では約1万人に1人程度ということね。

▶小児の悪性腫瘍の特徴は？

1 非上皮性のものが多い（がんよりは肉腫が多い）のが特徴です。
2 先天性異常症に合併することがあります。
3 成人のがんは発生に環境，生活習慣（タバコや食品など）が大きく影響しますが，小児は成長，発育などの生理的現象に伴う活発な細胞増殖で発生します。
4 成人のがんは検診などで局所的な状態で発見されることが多いですが，小児は発見時にすでに全身に広がっていることが多いのが特徴です。
5 発見時の状況はすでに転移があるなど，全身状態の悪いことが多いですが，70〜80％の小児は治癒します。
6 腫瘍の種類やステージによって治療期間は異なりますが，総じて入院期間が長くなります。医師，看護師だけでなく，保育士，家族，ケースワーカー，院内学級など多職種の人達の協力が必要です。

なぜ小児のがんは，発見時にすでに進行していることが多いの？

小児のがんの多くは，比較的見つけやすい上皮性のものよりも，神経などの深いところから始まります。それだけに，早い段階で発見するのは難しいのです。

進行していると，治療は難しいの？

抗がん剤や放射線は，細胞分裂が盛んな細胞に有効なものが多いことは知っているわよね。小児のがん細胞は一般に細胞増殖速度が速いから，小児は治療に感受性が高い，つまり化学療法や放射線療法が効きやすいともいえるんですよ。

▶好発年齢は？

小児の悪性腫瘍は，腫瘍の種類によって好発年齢が異なります。
1 1歳以下に多いもの：神経芽細胞腫，網膜芽細胞腫，肝芽細胞腫，ウィルムス腫瘍
2 年齢に偏りがないもの：脳腫瘍，骨腫瘍
3 青年期に多いもの：骨腫瘍，骨肉腫

▶疾患の特徴，検査と治療は？

1 神経芽細胞腫

特徴 神経堤から発生する腫瘍。交感神経節に分化していく過程で未熟なものが神経芽細胞で，副腎髄質原発なことが多い。眼窩の交感神経節に転移して，眼球が突出していることもある。1歳未満に多く，3歳以下がほとんど。腫瘍は表面不整。年齢，病期，発生部位で予後が著しく異なる。乳児例の予後は良いが，幼児以上は予後が悪い。

検査 超音波エコー，CT，MRIで腫瘍部位の同定，転移の有無の検索。血中NSE，尿中VMA，HVAの上昇，^{123}I-MIBGシンチグラフィー（神経芽腫に特異的に取り込まれる）で診断。骨髄検査（骨髄転移を調べる），^{99}Tc骨シンチグラフィー（骨転移の検索）。病理検体で確定診断。腫瘍の遺伝子検索でMYCN遺伝子の増幅があると予後不良

治療 手術と化学療法（腫瘍摘出が困難な場合，放射線療法も併用）

2 ウィルムス腫瘍

特徴 腎臓の悪性腫瘍のほとんどで，5歳未満の子どもに発症。WT1遺伝子の異常で発症。奇形症候群に合併することもある（尿路，外性器奇形，虹彩欠損）。腹部腫瘤，腹痛，血尿などを主訴に来院する。腫瘍は表面平滑。両側でなければ予後は悪くない。

検査 X線（腹部は腫瘍部位の石灰化や圧排像，胸部は転移の検索），

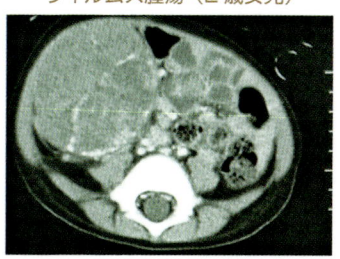

ウィルムス腫瘍（2歳女児）	同患児の胸部にある転移巣
	心臓　　肺　肺への転移巣

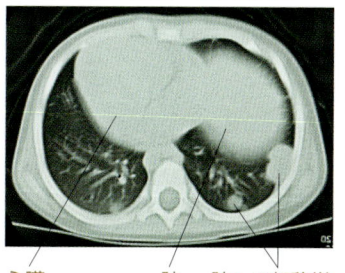

左：腫大した腎が腹部の大半を占めている。この腎臓は正常な腎組織ではなくウィルムス腫瘍そのもので，腫瘍細胞に置き換わっている。

図9 ウィルムス腫瘍のCT画像

CT（胸部や頭部の転移の検索，病理組織と転移の有無でステージ分類）（図9）
(治療) 手術と化学療法（病期が進行しているときは放射線療法も併用）

3 肝芽細胞腫
(特徴) 肝臓原発で1歳がピーク，2歳までがほとんど。男児に多い。腹部膨満，腹痛，発熱で見つかることが多い。腫瘍は平面不整
(検査) X線，レントゲン，CT（肺の転移にも注意），MRIで腫瘍の評価，血清αフェトプロテイン高値，^{99}Tcシンチグラフィーで骨転移の検索
(治療) 手術と化学療法

4 骨肉腫
(特徴) 骨の疼痛と同部位の腫脹，熱感，下肢（大腿骨，脛骨，腓骨）が原発になることが多い。思春期に発症することが多い。10歳以下，初診時多発転移がある場合は予後不良
(検査) レントゲン，CT（転移の検索のため胸部も），MRI，^{99}Tcシンチグラフィー，血清ALP高値，病理検索
(治療) 原発部位，腫瘍の大きさ，転移の有無で治療を選択する。手術と化学療法を中心に，QOLを考えなるべく切断しない治療を考える。

5 横紋筋肉腫
(特徴) 1〜4歳に多く，10歳以下が大部分。身体を動かすために使われる筋肉（骨格筋）になるはずの未熟な細胞から発生した軟部腫瘍であり，四肢，頭部，生殖器などあらゆるところに発生する。病理組織型で，胎児型，ぶどう肉腫型，紡錘細胞型，胞巣型（予後不良）などがある。肺や骨，骨髄，リンパ節などに転移がみられることがある。
(検査) CTやMRIによる原発腫瘍の検査のあとに病理診断を行う。
(治療) 外科手術と化学療法

6 奇形腫
(特徴) 精巣，卵巣，縦隔，仙尾部など各所に生じる腫瘍。良性から悪性のものまで，まちまち
(検査) 血液検査でαフェトプロテインやHCGが上昇
(治療) 外科手術と，悪性度の高いものは化学療法

7 網膜芽細胞腫

特徴 白色瞳孔, 斜視などで見つかる。1歳以下の発見がほとんど。両眼のこともある。

治療 外科療法（眼球摘出は視機能の回復が望まれないときのみ。なるべく保存的に腫瘍を摘出することを考える）

8 脳腫瘍

特徴 小児の脳腫瘍は白血病に次いで多く, 乳児ではまれだが, 2歳以降に多くみられる。成人の脳腫瘍は大半が大脳に発生するのに対して, 小児では半数以上が小脳や脳幹に生じる（図10）。発生部位によって, 以下のものがある。

・脳の正中軸に沿って発生する腫瘍：頭蓋咽頭腫, 神経膠腫, 骨芽細胞腫, 胚細胞腫瘍

・テント下腫瘍：星細胞腫, 髄芽細胞腫, 上衣腫, 神経膠腫

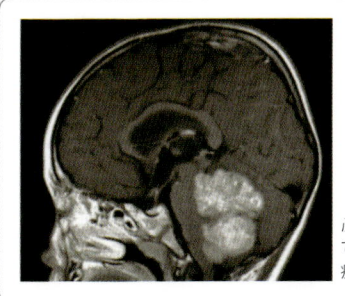

> ふらつきなどの小脳症状に加えて, 頭痛や嘔吐などの脳圧亢進症状を示した。

図10 小脳より発生した髄芽細胞腫

治療 治療の選択は, 正確な病理診断とステージ分類でなされる。脳外科医, 小児血液腫瘍科医のほか, 放射線, 内分泌, 小児神経, 心理など多くの科の協力が必要になる。腫瘍の部位, 悪性度, 転移の有無で治療を判断。手術, 放射線, 化学療法の組み合わせで治療を行う。

> 成人の脳腫瘍の場合, 運動障害や感覚異常として発症することが多いけれど, 子どもの場合は違うの？

成人の脳腫瘍は大脳に多いので,そのような症状が代表的です。小脳の脳腫瘍ではそれらの症状に加えて,脳脊髄液の流れが閉塞されるために,頭痛,吐き気などの頭蓋内圧亢進症状やふらつきなどの小脳症状など,症状が多岐にわたるのです。

9 ランゲルハンス細胞組織球症
(LCH:Langerhans cell histiocytosis)

特徴 皮膚に存在するランゲルハンス細胞が骨など異所性に集積して増殖する疾患

検査 一臓器一病変(SS型),一臓器多病変,多臓器多病変のことがあり,病理診断でLCH細胞の集積,免疫染色でCD1a陽性,電子顕微鏡でBirbeck顆粒を認める。

治療 SS型以外は化学療法。急速に進行する症例ないし再発頻回例には造血幹細胞移植をすることもある。

患児の家族から「がんは遺伝なの?」って聞かれたら,どう応えたらいいの?

白血病を含め,小児がんは一般に遺伝しません。時々耳にする家族性腫瘍(遺伝する腫瘍)は,がんになりやすい遺伝子情報を生殖細胞(精子や卵子)に乗せて遺伝することがあります。でも小児がんの場合,たまたま身体の細胞(例えば白血病なら血液の細胞)ががん化してしまうのであって,精子や卵子にがん化しやすい情報は伝わりません。小児がんは遺伝するものではないことを,きちんと伝えておきましょう。

5 特発性血小板減少性紫斑病（ITP）

疾患の基礎知識

▶どんな疾患なの？

特発性血小板減少性紫斑病（ITP：idiopathic thrombocytopenic purpura）は、免疫学的機序により脾臓で血小板の破壊亢進が進み、血小板減少をきたす疾患です。ウイルス感染などの先行感染のあとやワクチン接種を契機に血小板の数が減少し、しばらくたってから突然の紫斑（出血斑，図11），鼻出血，歯肉出血などの出血傾向により発見されます。

出血傾向は血小板の異常だけでなく、凝固因子の異常、血管の異常によっても起こります。ITP は、血小板の異常の代表的な疾患です。

▶どんな症状がみられるの？

外傷の既往がないのに皮膚、粘膜、そのほかの臓器に出血が起こりやすく、かつ止血しにくい状態となります。

7～8割の患児は治療して数週間から数か月以内に血小板数が正常化しますが（急性 ITP），時に症状が長期化し6か月以上血小板が減少している状態になるものを慢性 ITP といいます。長い経過で脾臓が腫大してくることがあります。

> **紫斑って何？ 発疹とどう区別するの？**
>
> 皮下出血（紫斑：点状であることが多い）と発疹を見分けるには、ガラス板などで圧迫してみて赤みが消えるかどうかで判断できます。鼻出血，歯肉出血，関節腫脹，あざな

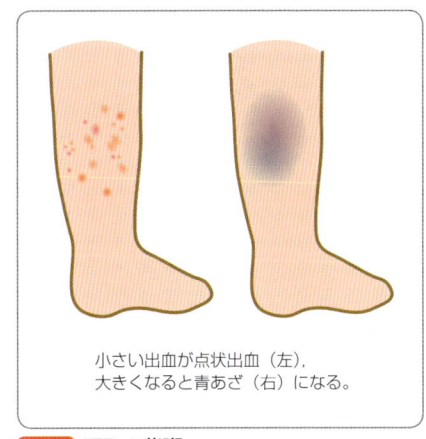

小さい出血が点状出血（左），大きくなると青あざ（右）になる。

図11 ITP の紫斑

どの内出血がほかにないかも確認する必要があります。

検査と診断

▶ どのように診断するの？

まずは血算（血小板数）で診断します。出血傾向や血小板が減る病気はほかにもあるので、ほかの血液疾患（白血病、膠原病、感染症に合併した血小板減少など）を否定するため、骨髄検査をすることもあります。血液検査では抗血小板免疫グロブリンG（PAIgG）や抗血小板抗体が陽性になることもあります。凝固系（APTT，PTなど）は正常です。骨髄検査では巨核球が増加します。

ITPの患児は、どのような状態になったら退院できるの？

血小板数がある程度落ちついて出血症状がなくなれば、血小板数が完全に正常化していなくても退院することが多いです。でも、一旦正常になったのに、風邪などをきっかけにして再び血小板数が減少する患児や、退院後も血小板の数が低いままで推移していく患児もいます（10～15％前後）。

患児によって経過はまちまちで、退院後の予測は難しいのね。

治療

▶ 治療法は？

安静臥床にて、止血剤の点滴をします。出血症状が認められる（血小板数が2万/μL以下）の場合は、大量γグロブリン治療やステロイド療法を行います。頭蓋内出血など重篤な出血がある場合には緊急に血小板を輸血することもありますが、非常にまれなケースです。

手術する患児もいるって聞いたけど？

脾臓摘出術のことね。脾臓はもともと古くなった血球を壊す働きがあります。慢性化した患児では、血小板が脾臓内で破壊されるため、症状や経過によっては脾臓を摘出することもあるのです。

6 播種性血管内凝固症候群(DIC)

疾患の基礎知識

▶どんな疾患なの？

播種性血管内凝固症候群(DIC：disseminated intravascular coagulation)は，様々な基礎疾患に合併して起こる病態です。小児では，敗血症や悪性腫瘍などが主な基礎疾患となります。大部分が急性で，主として新生児期にみられます。

DICの病態を理解するには，まず出血と止血の機序を理解する必要があります〔→p.165参照〕。DICとは，種々の基礎疾患により，病的な2次止血（凝固）の亢進から血栓が生じることによる臓器障害と，異常に産生された血栓を溶かそうとする3次止血（線溶）が同時に亢進する病態です。これが連鎖し，凝固因子と血小板の減少が同時に起こります。

▶どんな症状がみられるの？

DICの2大症状は臓器症状と出血症状です。全身の臓器に血栓症状と出血症状が同時にみられます（図12）。そのため重篤な初期症状として，止血困難や皮下出血などがみられます。症状が進行すると消化管出血，頭蓋内出血などが起こります。出血性ショックや血栓による心血管障害から，多臓器不全となることもあります。

検査と診断

▶どのように診断するの？

臨床所見に加え，止血・凝固系検査により診断します。血小板低下，凝固検査であるAPTTとプロトロンビン時間（PT）の延長，フィブリノゲン低下，FDP上昇，Dダイマー上昇によりDICを考えます。

> ずいぶんいろいろな検査データに異常がみられるのね。

> 止血・凝固，線溶の亢進がすべて同時に起こる疾患なので，影響が大きいのです。血小板は低下し，凝固機能を示すAPTT，PTは延

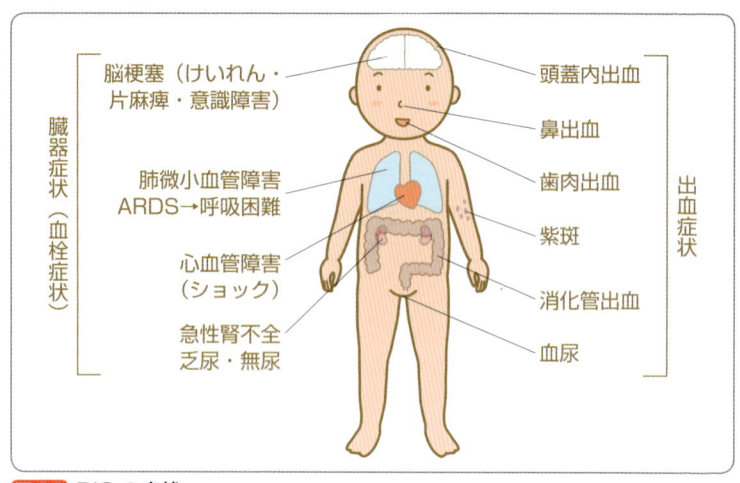

図12 DICの症状

臓器症状（血栓症状）
- 脳梗塞（けいれん・片麻痺・意識障害）
- 肺微小血管障害 ARDS→呼吸困難
- 心血管障害（ショック）
- 急性腎不全 乏尿・無尿

出血症状
- 頭蓋内出血
- 鼻出血
- 歯肉出血
- 紫斑
- 消化管出血
- 血尿

長します。また、凝固因子そのもののフィブリノゲンは低下し、線溶系の亢進を受けてFDPやDダイマーは上昇します。

治療

▶治療法は？

基礎疾患の治療が最優先となります。基礎疾患の治療と同時に、抗凝固療法や補充療法を行います。

1. 抗凝固療法：ヘパリン、ATⅢ製剤、蛋白分解酵素阻害剤
2. 補充療法：新鮮凍結血漿投与（凝固因子補充）、血小板輸血

> 出血傾向があるのに抗凝固療法を行うの？ 抗凝固療法って、血を固めない治療よね。

> この疾患では、血液を固めること（止血・凝固）と固まったものを溶かすこと（線溶）が同時に起きているので、出血がありながら、血を固めない治療が行われます。そのうえ、DICの基礎疾患は重症感染症や白血病など、もともと重篤な病気だから、治療は困難を極め、小児でも成人でも、死亡率は50％と予後不良なのです。

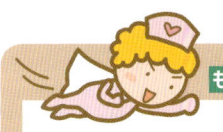

もう少し詳しく

「出血傾向」の現れ方

　白血病，特発性血小板減少性紫斑病（ITP），血友病，播種性血管内凝固症候群（DIC）などの血液疾患では，出血傾向がみられます。

　出血傾向とは血が止まりにくい病態を示します。出血傾向の現れ方は，止血のどの過程で血が止まりにくくなるかによって異なります。

1）1次止血

　傷害を受けた血管に血小板が集まってきて血を止めます。このときの出血傾向は，点状出血や斑状出血として現れやすくなります。ITPはここに入ります。

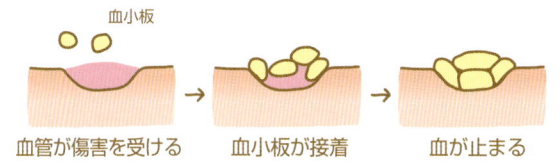

血小板

血管が傷害を受ける　→　血小板が接着　→　血が止まる

2）2次止血

　血小板の凝集に凝固因子の働きが加わり，フィブリンを形成してしっかりと止血します。凝固因子の異常は，血友病が有名です。このときの出血は，関節内出血などの大きな出血としてみられます。

↓

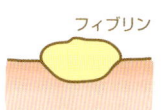

フィブリン

フィブリンを
形成して
しっかりと止血

3）3次止血

　2次止血でできた血餅（けっぺい）（血小板凝固因子の融合体）が溶けて元通りの血管に戻る過程で，これを線溶といいます。DICは2次止血の中心的役割を果たす凝固と3次止血の線溶が同時に亢進した状態です。

↓

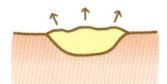

血餅が溶けて
元通りになる

10 アレルギー性疾患, 膠原病

1 若年性特発性関節炎

疾患の基礎知識

▶ どんな疾患なの？

　以前は若年性関節リウマチと呼ばれていました。関節リウマチが15歳以下で発病した場合に若年性特発性関節炎と呼ばれます。ただ，この病名は実際には2つの病気を合わせたものと考えられています。1つは成人の関節リウマチが低年齢で発症したタイプ（関節型）です。もう1つは成人の関節リウマチとはまったく別の病気（全身型）です。

　全身型は関節炎よりも高熱や発疹，臓器障害などが目立ち，一見して重症な印象がある病気です。不明熱として入院してきて，そのうち関節炎が目立ってくる感じです。

　関節型はたまたま早く発症した成人型の関節リウマチですから，年齢が進むほど患者が多くなりますが，全身型は2歳に発症のピークがあります。あまり男女差はありません。

▶ どんな症状がみられるの？

1 高熱

　1〜2日間隔で39℃を超える熱が数時間出現し，特に解熱剤を使用しなくても平熱に戻るという熱型を繰り返します（弛張熱）。

2 発疹

　熱が高いときだけ出現し，解熱すると消えてしまう「はかない発疹」です。リウマトイド疹と呼ばれ，直径数mm〜数cmの淡いサーモン・ピンク色の発疹で，全身のどこにでも出現します（図1）。

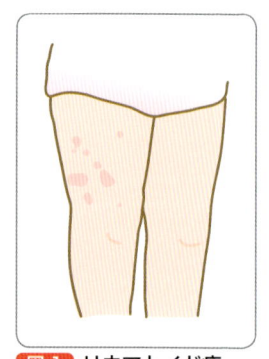

図1 リウマトイド疹

3 関節炎

関節炎とは，関節の痛み，腫れ，熱感，発赤などがそろって初めてそう呼ばれます。関節痛だけであれば，高熱があるときにはどんな疾患でもみられる症状です。若年性特発性関節炎では，全身のどの関節にも関節炎が起こる可能性があります。全身型の場合，発症してから関節炎が出現するまでに，数日から数週間かかることもめずらしくありません。

4 眼球充血

単なる結膜炎ではなく，虹彩炎やぶどう膜炎と呼ばれる重症な眼の炎症を伴います。必ず眼科を受診する必要があります。

5 リンパ節・肝臓・脾臓の腫脹

全身型の場合，関節炎がはっきりしていない時期ではこれらの症状のために白血病なども疑われます。

6 朝のこわばり

関節型の場合は成人の関節リウマチと同じように，朝起きてからしばらくの間，手指がこわばった感じを訴えます。

7 胸痛，呼吸困難

全身型の場合，心膜炎を起こすことがあり，生命の危険もあります。

> リウマチは，それほど重篤になる病気ではないんでしょう？

> いえいえ，全身型は非常に重症で，生命の危険もあります。成人の関節リウマチとはまったく別の病気だということを覚えておいてね。特に，心膜炎をきたす場合やマクロファージ活性化症候群という状態になることがあって，死に至ることもあるのです。

(検査と診断)

▶ どのように診断するの？

1 関節型

診断には，関節炎を証明することが必要となります。正確には，関節の中の滑膜という部分に炎症がある（図2）ことが証明されなければなりません。そのために最も優れた方法は MRI です。

血液検査では CRP 高値，赤沈亢進，白血球数増加などの炎症反応があ

り，MMP-3という検査値が上昇します。成人のタイプで認められるリウマチ因子，抗CCP抗体は陽性にならない患児もいます。

関節炎はこの病気以外にも細菌やウイルスの感染症，リウマチ熱などのほかの膠原病にもみられます。激しい運動などによる関節の単なる使いすぎでも痛みや腫れを呈します。場合によっては，整形外科で関節鏡による診断・治療まで行うこともあります。

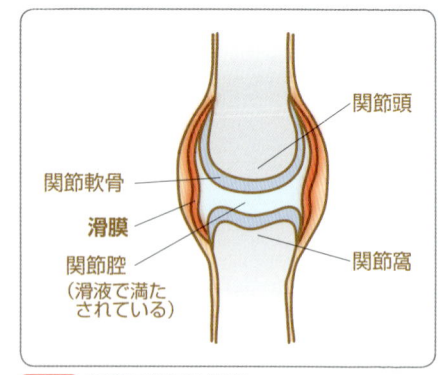

図2 滑膜に起こる炎症

(ラベル：関節頭，関節軟骨，滑膜，関節腔（滑液で満たされている），関節窩)

2 全身型

全身型の診断は専門家でも手を焼くことがしばしばです。この病気では診断の決め手となるような検査がなく，関節炎でさえ発病初期には認められないことが多いからです。隠れた関節炎を探し出すためにガリウムシンチグラフィーを行うことがありますが，それで見つからなくても，まだ否定しきれないのです。

　全身型の診断は難しいのね。

　とにかく発熱が続くありとあらゆる病気を疑い，すべてを否定して初めて診断ができるのです。

　全身型と誤りやすい疾患はあるの？

　特に注意を要するのは白血病と川崎病です。白血病を否定するためには，必ず骨髄穿刺を行わなくてはなりません。川崎病はできるだけ早くγグロブリンによる治療を開始したいと焦るあまり，十分な証拠がそろわないうちに診断が下されてしまうことがあります。川崎病の診断基準を完全には満たさない患者さんに対しては，治療開始前にガリウムシンチグラフィーなどで隠れた関節炎の検索もして

おかなければならないんですよ。

この病気の診断や治療には、整形外科との協力が必要なのね。

その通り。典型的な関節型で年長児の患児なら、整形外科で全面的にみてもらうこともあります。診断についても、純粋な整形外科的疾患の可能性を否定したり、関節の拘縮や変形が進み関節の手術が必要になったときに、整形外科に相談することがあります。でも多くの全身型については、基本的には小児科が責任をもって診断、治療する必要があるのよ。

治療

▶治療法は？

1 関節炎の治療

　関節炎そのものに対する治療法は、原則として成人の関節リウマチと同じです。全身型として発症した患者も、全身の炎症が落ちついたあとに関節炎が慢性的に続く場合は、同じような治療法になります。

　第1選択薬はアスピリン、イブプロフェンなどの非ステロイド性抗炎症薬（NSAIDs）です。次にメトトレキサートで、それでもコントロールがつかないと副腎皮質ステロイド（経口薬、プレドニン®）が用いられます。最近では生物学的製剤（エタネルセプトなど）も用いられますが、専門医の管理が必要です。

2 全身型の治療

　全身型の全身炎症に対しては、別の治療プログラムが必要です。多くの場合、副腎皮質ステロイド（ソル・メドロール®）のパルス療法と呼ばれる超大量点滴静注を行います。経口で用いる場合の数十倍もの量（30 mg/kg）を3日間連続で点滴静注します。十分な効果が得られるまで、これを1週間ごとに2～3クール繰り返します。

　炎症がある程度落ちついたら、1～2 mg/kg/日のプレドニン®とNSAIDsを続け、プレドニン®を何か月もかけてゆっくり減らしていきます。そのままプレドニン®を中止できればいいのですが、多くの場合その途中で再発してしまいます。

　まだ副作用が強く出る量のプレドニン®を服用中に再発してしまうよう

な場合は，早めに生物学的製剤を使うようになってきています。関節型と違って，エタネルセプトは効かず，トシリズマブだけが効きます。やはり専門施設で治療されなければなりません。

子どものリウマチでは，リハビリテーションは必要ないの？

もちろん必要です。全身の炎症と痛みが落ちついたらすぐに始めます。関節の拘縮を防ぎ，周囲の筋力の維持をはかるリハビリテーションを行っていきます。

成人と同様に関節可動域を広げるリハビリテーションを行うのね。痛みを伴うから，小さな子どもに協力してもらうのは難しそう。

ボールを使う遊びを取り入れるなど，工夫して進めることが大切よ。理学療法士と相談しながら進めましょう。

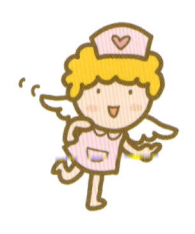

2 全身性エリテマトーデス（SLE）

疾患の基礎知識

▶ どんな疾患なの？

　全身性エリテマトーデスは英語で systemic lupus erythematosus といい，医療の現場では通常「SLE」と呼ばれます。膠原病の中心的存在で，妊娠可能な年齢の女性に好発し，再発・寛解を繰り返す全身の慢性炎症性疾患です。後述するように，いくつか特徴的な症状があります。

　しかし，全身のすべての臓器が侵される可能性があるため，症状は「何でもあり」といっても言いすぎではありません。重症な例では生命の危険もあります。何種類もの自己抗体が検出され，特に抗核抗体と抗 DNA 抗体の出現が特徴的です。

　患者の大部分は成人ですが，約 20 ％は小児期に発症し，一般的に小児期に発症した患者のほうが重症です。性別は 10：1 くらいで圧倒的に女性に多い病気です。

▶ どんな症状がみられるの？

1 蝶形紅斑

　大変有名な症状で，鼻から両側の頬にかけて広がる丘疹状の紅斑のことです（図3）。蝶が羽を広げたようにみえるので，この名前があります。

2 レイノー現象

　手足が寒冷にさらされたとき，手足の末梢血管が収縮して血液の流れが悪くなり，皮膚の色が病的に蒼白，暗紫色にまでなってしまう現象です。冷感，しびれ感，痛みを伴うこともあります。血流が回復すると逆に充血し赤くなります。ひどくなると指先などに皮膚潰瘍を起こすこともあります。

3 光線過敏

　強い紫外線に当たったあとに，皮膚に赤い発疹，水ぶくれ，あるいは熱が出たりする症状です。顔面ではそのまま蝶形紅斑になっていくこともあります。

4 発熱

小児ではほとんどが高熱を伴って発病します。

5 いろいろな臓器の合併症

ありとあらゆる臓器の障害が起こりえます。特に以下の2つは，この病気の予後を決定的に悪くすることが知られています。

・腎臓（ループス腎炎）

　ネフローゼ症候群になる場合もあります。

・中枢神経（CNSループス）

　けいれん，脳梗塞，無菌性髄膜炎，精神症状など重篤な症状を呈することがあります。そのほかにも，肝臓，肺，心臓，膵臓，血液，筋肉，関節，膀胱なども侵されることがあります。

6 ほかの膠原病や自己免疫疾患の併発（オーバーラップ症候群）

オーバーラップ症候群とは，2つ以上の膠原病や自己免疫疾患を併発した状態を指します。前述の通り，SLEは膠原病の中心的存在ですが，多くの場合，SLEともう1つの疾患という組み合わせになります。「もう1つの疾患」が何かは，発病時にどんな自己抗体が検出されたかによって，ある程度予想できます。

蝶形紅斑って，頬が赤くなるんでしょう？ リンゴ病の「真っ赤なほっぺ」と見分けはつくの？

「蝶の形」というからには羽だけではなくて蝶の体があるんです。それが鼻。リンゴ病では鼻はあまり赤くなりません（図3）。

検査と診断

▶ どのように診断するの？

若年性特発性関節炎〔→ p.166参照〕と違って，SLEは診断基準に沿って診断します。小児のSLEの診断基準は成人の診断基準より1項目だけ多くなっています（表1）。血清補体価（CH50）の低下がそれです。この検査では，SLEの病勢が強いほど低い値を示します。つまり，成人より小児の患者のほうが重症なことが多いことを反映しているのです。

診断のためにはこの診断基準に沿って検査をしていきますが，病気を治

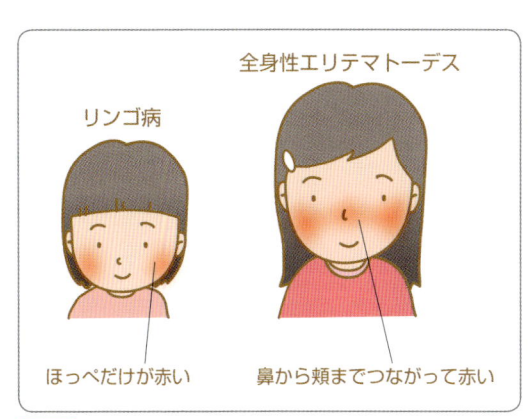

リンゴ病 / **全身性エリテマトーデス**

ほっぺだけが赤い / 鼻から頬までつながって赤い

図3 蝶形紅斑の特徴

療，管理していくためには，さらに多くの検査をしなくてはなりません。血液だけでも，**表2**に示すような項目については検査をしておく必要があります。

　そのほかにも，X線，心電図，心エコー，CT，MRI，サーモグラフィーなども必要になります。もう1つ大変重要な検査が腎生検です。たとえ尿検査で異常がなくても，SLEの診断がついたからには避けられない検査です。一般の検査と違い，背中から長い針を刺して腎組織を取るため，その後1週間程度の入院が必要になります。患児にとって負担が大きい検査ですが，腎生検の所見によって治療法の選択，予後の予測がまるで違ってくるのです。

> 血液検査だけでもこんなに！ 採血量がびっくりするぐらい多いのね。

> それは仕方ないことなのよ。この病気は，どんな臓器にどんな異常が出てもおかしくありません。だから，たくさんの検査が必要なのです。

表1 小児SLE診断基準

1. 頬部紅斑（蝶形紅斑）
2. 円板状紅斑
3. 日光過敏症
4. 口腔内潰瘍
5. 関節炎
6. 漿膜炎
   a) 胸膜炎
   b) 心膜炎
7. 腎障害
   a) 蛋白
   b) 細胞性円柱
8. 神経障害
   a) けいれん
   b) 精神障害
9. 血液学的異常
   a) 溶血性貧血
   b) 白血球減少
   c) リンパ球減少
   d) 血小板減少
10. 免疫学的異常
    a) 抗ds-DNA抗体陽性
    b) 抗Sm抗体陽性
    c) 抗リン脂質抗体陽性
    ● 抗カルジオリピン抗体陽性
    ● ループス抗凝固因子陽性
    ● 梅毒血清反応偽陽性
11. 抗核抗体陽性：蛍光抗体法による
12. **血清補体価（CH50）の低下**

これらの12項目中5項目以上を満たす。
（旧厚生省研究班，1986）

表2 SLEの診断・治療・管理のために必要になる採血検査項目

- 一般的検査：血算，血液像，赤沈，生化学，電解質，CRP
- 免疫血清学的検査：C3，C4，CH50，IgG，IgA，IgM，IgE，IgD，ASO，ASK，ワッセルマン反応，MMP-3，KL-6，アミロイドA，ACE，フェリチン，β_2-ミクログロブリン，シスタチンC，免疫複合体，可溶性IL-2受容体
- ウイルス学的検査：EB，パルボB19，サイトメガロ，B型・C型肝炎などのウイルス抗体価，PCR検査
- 細菌学的検査：血液培養
- 自己免疫関係検査：抗核抗体（蛍光抗体法），抗ds-DNA抗体，抗ss-DNA抗体，抗Sm抗体，抗RNP抗体，抗Ro（SS-A）抗体，抗La（SS-B）抗体，LEテスト，リウマチ因子，抗CCP抗体，クームス・テスト，抗血小板抗体，PA-IgG，抗リボゾーマルP抗体，抗Jo-1抗体，抗Scl-70抗体，MPO-ANCA，PR3-ANCA，抗マイクロゾーム抗体，ループスアンチコアグラント，抗カルジオリピン抗体，抗β_2GPI抗体，抗平滑筋抗体，抗ミトコンドリア抗体
- 凝固・線溶系検査：PT，APTT，HPT，TT，ATⅢ，D-D，TAT，FDP，F-XIII，フィブリノーゲン
- 血中薬物濃度：使用している免疫抑制剤など

赤字：診断基準に含まれる項目

> 炎症性の病気で，病気の勢いを評価するには，やっぱり CRP をみるんでしょう？

> SLE の場合，不思議なことに CRP はちっとも上がらないのです。上がっているときは何か感染症を併発している可能性があるので，むしろ違う注意が必要になります。
> 病勢の評価の検査としては，補体価や抗 ds-DNA 抗体が重要です。でも，何よりそれぞれの患児の1つひとつの症状をよく観察することが大切です。

治療

▶ 治療法は？

1 副腎皮質ステロイド

基本は副腎皮質ステロイドですが，その使用量は病気の勢いや経過によってかなり違います。また，腎生検の結果にもよります。軽症ならプレドニン®を1〜2 mg/kg/日のみで治療を開始し，徐々に減らしていくのが一般的です。

2 ステロイドパルス療法

小児は重症化する傾向があるため，多くの場合，ステロイドパルス療法が選択されます〔→ p.105 参照〕。

ステロイドを大量に投与するパルス療法では，血液の凝固能が高まり血栓ができやすくなります。特に SLE の患者はその傾向が強いため，ヘパリンを別の静脈ラインから流しながら行います。2〜3クール行ったあと，プレドニン®2 mg/kg/日から開始してゆっくり減らしていきます。

3 血漿交換

重症で生命の危険が考えられる場合は，血漿交換を行うこともあります。その場合は普通，透析室で行います。プレドニン®の減量がうまく進まない場合は免疫抑制剤を併用します（**表3**）。

表3 SLE治療に用いられる主な免疫抑制剤

- アザチオプリン（イムラン®）
- シクロフォスファミド（エンドキサン®）
- ミゾリビン（ブレディニン®）
- シクロスポリン（ネオーラル®）
- ミコフェノール酸モフェチル（セルセプト®）

> エンドキサン®って，抗がん剤じゃないの？ 免疫抑制剤と抗がん剤ってどう違うの？

> がんや白血病の患者さんに使われるときは抗がん剤と呼ぶし，膠原病などの免疫疾患に用いられるときは免疫抑制剤と呼ぶだけのことで，もちろん同じものです。メトトレキサートも抗がん剤と呼ばれたり抗リウマチ薬と呼ばれたりするけれど，使われる場面で呼び名を変えているだけです。だから，同じような副作用が起こることを想定しておきましょうね。

> 完全に治る治療は確立されていないの？

> 近年，シクロフォスファミドの大量点滴静注療法が行われるようになってきています。これは 750 mg/m² という大量のシクロフォスファミドを数時間で点滴静注する方法で，これを 1 か月に 1 回，6 か月間続け，必要ならさらに 3 か月に 1 回続けていきます。通常，治療のたびに入院が必要になります。発病早期から行うことで，完全な治癒さえ期待できる場合があるといわれています。ただし副作用の問題があるため，現時点では専門施設でのみ行われる治療です。

3 アレルギー性紫斑病（HSP）

疾患の基礎知識

▶どんな疾患なの？

全身性血管炎（全身の血管に原因不明の炎症が起こる疾患の総称）に属する病気です。「血管性紫斑病」、「アナフィラクトイド紫斑病」、「ヘノッホ・シェーンライン紫斑病（HSP）」などの別名もあり、臨床ではよく「HSP」と呼ばれます。

「アレルギー性」という言葉がついていますが、アトピーや喘息などのアレルギーとは関係ありません。紫斑（皮下出血斑）が蕁麻疹のような発疹を伴って出現するので、このように呼ばれています。原因もハウスダストやダニ、食物アレルゲンなどではなく、不明です。

幼児から学童期にかけて罹りやすい病気です。発病の少し前に溶連菌感染症などの先行感染が認められることもありますが、大半は突然発症します。発熱や腹痛、関節痛などを伴うこともあります。

全身性血管炎と膠原病は関係があるの？

いわば親戚関係にあると考えられています。膠原病のなかの結節性多発動脈炎という病気は、全身性血管炎にも属しているくらいです。

ベーチェット病や高安病、川崎病などは膠原病？

すべて全身性血管炎に属する病気です。特に川崎病は有名ですね〔→ p.89 参照〕。小児では川崎病の次に多い全身性血管炎が、アレルギー性紫斑病なのです。

▶どんな症状がみられるの？

3大徴候は紫斑、関節痛、腹痛ですが、軽症なら紫斑だけの人も少なくありません。

1 紫斑

ある日突然，両脚の特に膝から下に紫斑が出現します。蕁麻疹のように少し盛り上がった斑状の紫斑に，点状あるいは小斑状の皮下出血斑が一緒にみられます（図4）。かゆみや痛みはあまりありません。

2 関節痛

足関節に認められることが多く，腫脹や熱感を伴って本当に関節炎になってしまうこともあります。ただ，リウマチのように慢性化することはまずありません。

3 腹痛

時に激烈な腹痛を訴えます。腸の血管にも炎症が及んで起こると考えられています。紫斑が出現する前に腹痛が起こることがあり，虫垂炎や急性腹症と診断され，手術されることさえあります。

4 浮腫

毛細血管の透過性が亢進するため，身体のあちこちに局所的な浮腫がみられます。クインケの浮腫あるいは血管神経性浮腫などと呼ばれます（図5）。

5 腎炎

この病気の最大の問題は，あとから慢性腎炎になる場合があることです。これは紫斑病性腎炎と呼ばれ，10～30％の患者に合併するといわれます。治癒が難しく，入院中は定期的に尿検査が必要です。

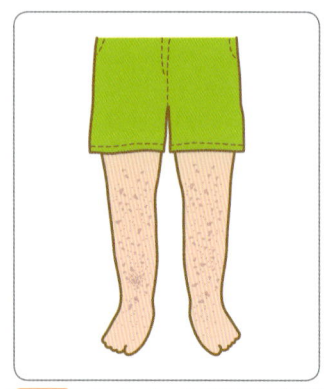

図4 アレルギー性紫斑病の紫斑

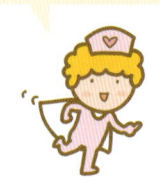

> 特発性血小板減少性紫斑病（ITP）〔→p.161参照〕の紫斑はいわゆる青あざで平坦，大小まちまちなのに比べ，アレルギー性紫斑病（HSP）の紫斑は小丘疹の出血斑です

> 目周囲や口唇の腫れ，男児では陰嚢の腫れもみられる

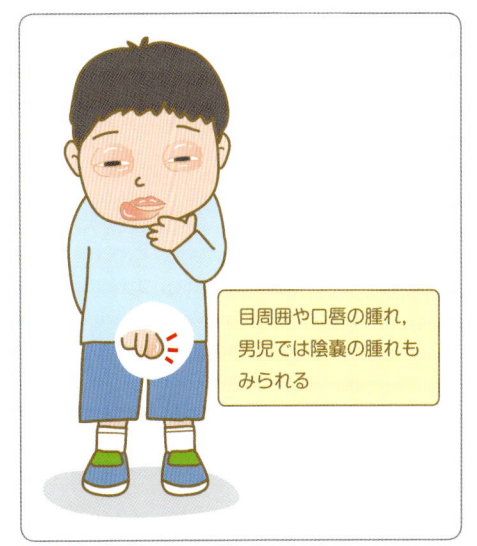

図5 クインケの浮腫

　また，この病気は1回の紫斑のエピソードだけで終わることは少なく，退院後にすぐに1，2回は再発し，再入院になることもあります。紫斑病そのものが治ったあとも，経過観察のため外来に通う必要があります。

検査と診断

▶どのように診断するの？

　紫斑を呈する病態は，「出血傾向がある」とひとくくりで考えます。出血傾向を示す病気は，大きく分けて3つに分類されます。

1 血小板の異常

　特発性血小板減少性紫斑病（ITP）を代表として，白血病，再生不良性貧血など血小板数の低下する病気や，血小板無力症など血小板の機能異常による病気です。

2 血液凝固因子の異常

　代表的な病気は血友病です。血清中にある数多くの凝固因子と呼ばれる蛋白のどれかに異常があったり，播種性血管内凝固症候群（DIC）のように凝固因子が消費されて少なくなったりして起こります。

3 血管の異常

全身性血管炎などのように血管がもろくなり，出血しやすくなっている病態です。

　以上を踏まえれば，診断としては血小板数が正常で，凝固系検査も正常で，紫斑が典型的なら，アレルギー性紫斑病（HSP）の診断は比較的簡単です。小児の全身性血管炎は川崎病を除けば，ほとんどがこの病気だからです。ただし，皮疹が非典型的だったり，腹痛などの症状が先行するタイプでは，診断が難しいこともあります。そんなときは皮膚科で皮膚生検を行うこともあります。また，病気による本質的な異常ではないのですが，凝固第XIII因子が低下する傾向にあるので，診断のヒントになります。

治療

▶治療法は？

　紫斑だけの患児は，ベッド上安静だけで経過をみます。止血剤を入れた点滴をすることもありますが，点滴ラインをキープして安静を保つ程度の意味です。腎炎の徴候（尿潜血，尿蛋白）が出てくるのは発病2週目くらいが多いため，軽症でも入院期間は2〜3週間となります。

　紫斑病性腎炎の発症予防のために有効な治療法はありません。

> 関節痛や腹痛が続くと眠れないし，小さい子どもだと泣きやんでくれなくて大変。

> そういった場合は，緊急的に副腎皮質ステロイドを使用することが多いです。即効性のヒドロコルチゾン（ソル・コーテフ®）を体格や重症度によって100〜500 mg，ワン・ショットで静注します。また，凝固第XIII因子が低下している場合には，その製剤であるフィブロガミン®を点滴静注して補充することもあります。

11 内分泌代謝疾患

1 糖尿病

疾患の基礎知識

▶ どんな疾患なの？

　血糖値は，ホルモンにより常に一定範囲に保たれています。血糖値を上げるホルモンは，グルカゴン，カテコールアミン，成長ホルモン，甲状腺ホルモン，コルチゾールなど複数存在しますが，血糖値を下げるホルモンはインスリンのみです。インスリンは，血中の糖を肝臓や筋に取り込ませてエネルギー産生を促進しますが，インスリンが適切に作用しないと，糖が取り込めないためエネルギー産生ができず，血糖値は上がることになります（図1）。

　糖尿病は，主に1型糖尿病と2型糖尿病とに分けられます（図2）。

1 1型糖尿病

　インスリンを産生する膵臓のβ細胞が破壊され，インスリンが作れない

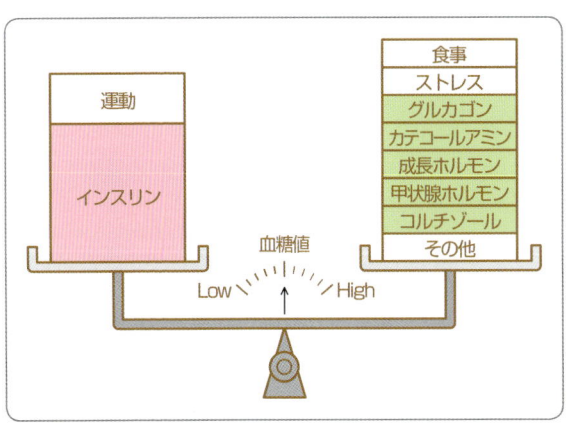

図1 血糖値のバランス

状態です。1型はさらに、自己抗体が原因である1A型と、原因不明の1B型とに分けられます。発症には1型糖尿病を引き起こしやすい遺伝因子も関わっていると考えられています[1]。

2 2型糖尿病

長期にわたる過栄養・運動不足・肥満、あるいは副腎皮質ホルモン剤の使用などによるインスリン抵抗性（体内でインスリンが効きにくくなること）の上昇が原因で糖尿病となったものです。2型糖尿病のうち肥満を合併している割合は約65～75％と高率です[2]。また、2型糖尿病患児の約75％に、2親等以内の糖尿病の家族歴を認める[2]ことから、発症には遺伝素因も加わっていると考えられています。

3 その他

まれではありますが、小児科でみかける糖尿病として、遺伝子の異常からくるMODY（モディー）や、ミトコンドリア異常症などが存在します。

小児の糖尿病は多くが1型です。一方、成人の糖尿病はほとんどが2型です。わが国では圧倒的に成人の2型糖尿病が多いのですが、近年では小児肥満の増加に伴い、小児の2型糖尿病も増える傾向にあります[2]。

▶ どんな症状がみられるの？

1 口渇，多飲，多尿

高血糖の状態が続くと、血液浸透圧の上昇により利尿がうながされ、その分、多くの水分を摂りたがります。

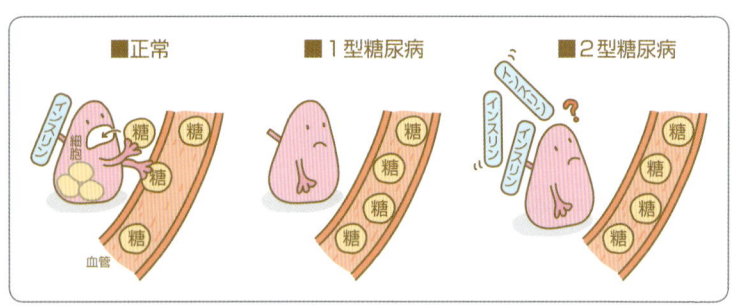

図2 1型糖尿病と2型糖尿病

2 体重減少

摂取した糖からの栄養を利用できず、その代わりに筋や脂肪組織からエネルギーを産生するため（異化亢進）、体重が減少します。

3 不活発

乳幼児では、活気のなさから気付かれることもあります。

4 過換気，呼気のケトン臭，意識障害

糖尿病性ケトアシドーシスでみられる症状です。初診時・治療不十分なときや、治療中でも感染やストレスがかかると、時に著明な高血糖とともに高度の脱水状態となります。血液は酸性に傾き（代謝性アシドーシス），それを代償しようとして過換気となります（クスマウル呼吸）。血糖を上げるホルモンの影響で脂肪分解が進むと、次々とケトンが産生され，呼気はケトンの匂い（甘い匂い）がします。

> 糖尿病性ケトアシドーシスは，危険な状態なのね？

> 重症化すると急性腎不全や脳浮腫から昏睡となり，人工呼吸管理を含めた集中治療が必要になることもあります。不穏などの意識障害や頭痛の有無，呼吸状態を含めたバイタルサインをこまめにチェックしましょう。

検査と診断

▶どのように診断するの？

1 血液検査

血糖値をみるほか、過去1～2か月の血糖値の指標であるHbA1cや、1型糖尿病の半数以上にみられる自己抗体の有無を確認します。空腹時の血糖値で明らかな高血糖がみられなくても、75g（小児では1.75g/kg、最大量75g）経口ブドウ糖負荷試験（OGTT）で2時間後の血糖値が高い場合は、糖尿病型と診断します[3]（**図3**[4]）。

2 尿検査

尿糖強陽性に加えて尿中ケトンが強陽性の場合は、糖尿病性ケトアシドーシスを考えます。また、Cペプチドとは、体内で産生されたインスリンの分解産物です。蓄尿中Cペプチド値は、体内でのインスリン産生量

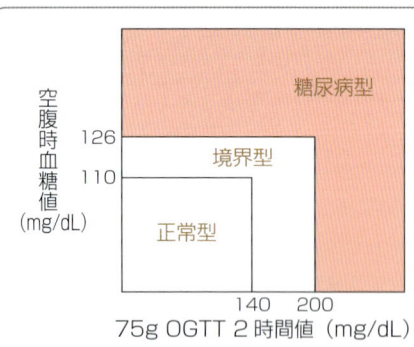

```
                                    * HbA1c≧6.5％（NGSP値）ま
                   糖尿病型            たは，図の赤い部分に相当すると
空                                    き，「糖尿病型」と判定する。
腹
時   126                             *別の日に行った検査で2回，糖尿
血         境界型                      病型であれば，糖尿病と診断する。
糖   110                              ただし，HbA1cのみの反復検査に
値                                    よる診断は含まれない。
(mg/dL)    正常型
                                    *糖尿病型となるのが1回のみでも，
                                     多飲多尿など典型的な症状があった
           140   200                 り，HbA1c≧6.5％（NGSP
     75g OGTT 2 時間値（mg/dL）         値），または確実な糖尿病網膜症が
                                     存在すれば，糖尿病と診断する。
```
（日本糖尿病学会 編：糖尿病治療ガイド2012-2013．p.22, 文光堂, 2012 より引用改変）

図3 空腹時血糖値および 75g OGTT による判定区分

の指標となり，1型糖尿病では低下しています。

　　合併症にはどのようなものがあるの？

　　小児糖尿病に特徴的なのは成長障害です。また，思春期以降に合併しやすいものに網膜症，神経症，腎症があげられます。これらの発症には，日ごろの血糖コントロールが関わっています。

　　合併症予防のためにも，血糖管理をしっかりと行うことが必要なのね。

　　その通り。手足のしびれや痛みを感じにくいことはないか，外傷はないかをみたり，定期的な尿検査（アルブミン尿の有無），眼科受診を行う必要があります。

(治療)
▶治療法は？
1 インスリン

　1型糖尿病では，インスリン補充が唯一の治療法で，生涯続ける必要があります。初めて診断されたときや糖尿病性ケトアシドーシスの治療では，インスリンを持続静注で開始します。その後，インスリンの生理的な分泌に合わせて，皮下注射に切りかえます。皮下注射には，1日に数回注

射する方法（図4）と，皮下に針を留置する持続皮下インスリン注入療法とがあります。図5に，皮下注射の部位を示します。

2 経口血糖降下薬

2型糖尿病で用います。2型糖尿病では，薬剤と合わせて，運動療法・食事療法も重要です。

👦 1日に何回も血糖値を測定するのね？

👩‍⚕️ 糖尿病の治療開始後は，血糖値が変動しやすく，特に低血糖に注意が必要です。低血糖時は，冷汗，顔面蒼白，強い空腹感などで自覚することもあるけれど，小児や治療を始めたばかりの人だと気付か

健常人のインスリン分泌の日内変動　｜　I型糖尿病のインスリン治療例

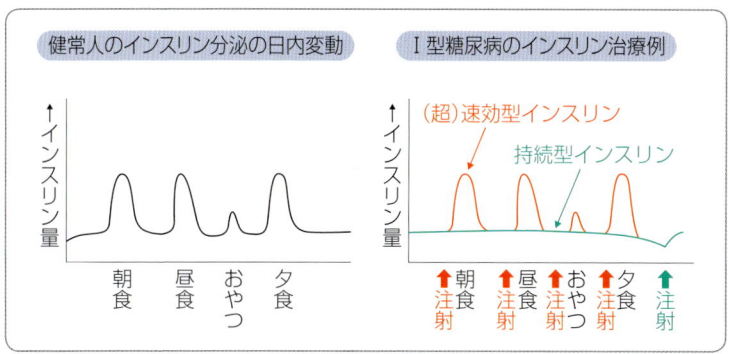

（超）速効型インスリン
持続型インスリン

朝食　昼食　おやつ　夕食　｜　↑朝注射　↑昼注射　↑おやつ注射　↑夕注射　↑注射

図4 インスリン分泌の日内変動と治療例

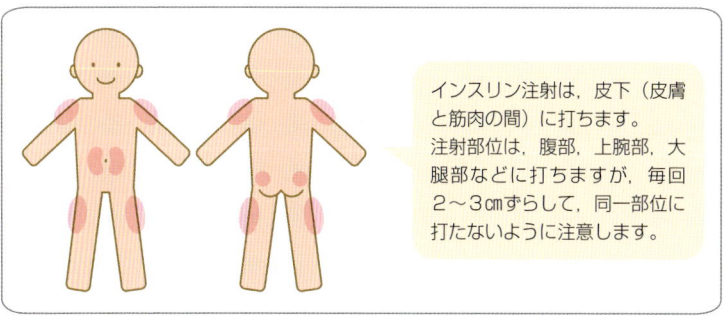

インスリン注射は，皮下（皮膚と筋肉の間）に打ちます。
注射部位は，腹部，上腕部，大腿部などに打ちますが，毎回2～3cmずらして，同一部位に打たないように注意します。

図5 インスリンの注射部位

①糖尿病

ないことも多いようです。放置すると、けいれんを起こしたり生命に関わる状態になることもあるため、何か様子がおかしいなと感じたときはもちろん、特別変化がなくても1日に数回の血糖測定をするんですよ。

3 低血糖時の治療

　糖尿病治療中は、低血糖になることがしばしばあります。上記のような症状から低血糖の早期発見につとめ、意識があるときはジュース、ビスケットやブドウ糖などの補食を、意識レベルが低下しているときは20～50％糖液の静脈注射やグルカゴンの皮下（あるいは筋肉内）注射を行います。

血糖値が落ちついたら、退院できるのよね？

退院後は、血糖測定やインスリン注射などを自分（または家族）ですることになるから、入院中から練習しておくことが必要です。血糖測定器の使い方や注射の仕方、低血糖や高血糖のときの対処方法・適正なカロリーの食事などを理解できているか、また、シックデイ（発熱、胃腸炎、咽頭炎などの際には、高血糖または低血糖になりやすい）のインスリン量についても、主治医、薬剤師、栄養士と確認しておきましょう。

引用・参考文献
1) 川村智行：1型糖尿病．小児内科41（増刊号），p.500-506，2009.
2) 大木由加志：【よくわかる小児内分泌代謝疾患の診断と治療】糖代謝異常 2型糖尿病．小児科 48（11），p.1693-1699，2007.
3) 日本糖尿病学会 編：小児・思春期糖尿病管理の手引き 改訂第2版．p.7-9（診断基準），南江堂，2007.
4) 日本糖尿病学会 編：糖尿病治療ガイド2012-2013．p.22，文光堂，2012.

2 低身長

疾患の基礎知識

▶どんな疾患なの？

　身長には大きな個人差があります。背が低めの子どもは個性として捉えられがちですが，一部に病気がかくれており，なかには治療可能なものもあるため，見逃さないことが重要です。医学的に「低身長」と診断し，精査を検討するのは，主に－2 S.D.（標準偏差）以下の低身長です（図6）。成長速度（伸びの速度）にも注意してみていきます[1]。

　低身長を引き起こす原因は，主に以下のものがあげられます。家族性（体質性）低身長症，思春期遅発症，成長ホルモン分泌不全性低身長症，染色体異常症（プラダー・ウィリー症候群，ターナー症候群，ダウン症候群など），SGA性低身長症（出生時から小柄で，3歳を過ぎても標準身長から離れている），骨系統疾患（軟骨無形成症など），ほかの内分泌疾患（甲状腺機能低下症）など。

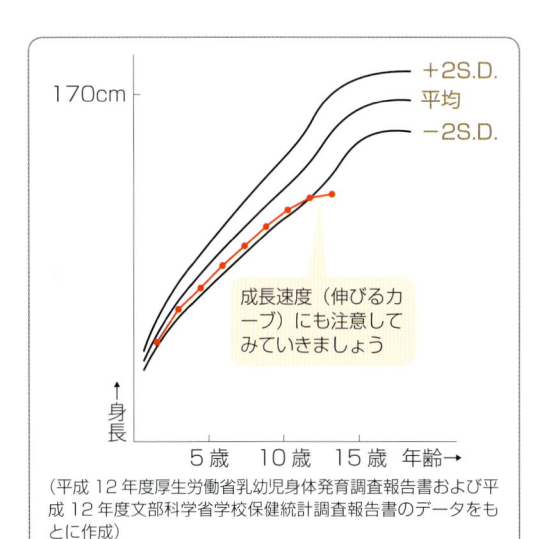

（平成12年度厚生労働省乳幼児身体発育調査報告書および平成12年度文部科学省学校保健統計調査報告書のデータをもとに作成）

図6　成長曲線（男子用）

▶ どんな症状がみられるの？

　成長ホルモン分泌不全性低身長症や家族性低身長症では，低身長以外特に症状を認めないことが多いですが，染色体異常症やほかの先天異常症に合併した低身長では，外表奇形（耳介低位など顔貌の変化や，上肢・下肢・体幹のアンバランスなど），大奇形（心臓や腎臓などの先天性の疾患），精神運動発達遅滞などを合併することがあります。思春期前後の子どもでは，二次性徴が来ているか，いつ頃来たかもチェックしておきましょう。

思春期遅発症って，どういうものなの？

女子は9歳半くらい，男子は11歳半くらいから二次性徴があり，その頃から身長のスパート（急速な伸び）が始まるのが平均的です。だから思春期が平均よりも遅れ，二次性徴が始まっていない子ども，いわゆる「おくて」の子どもは，スパートが始まった子どもと比較すると，身長差が大きくなり，低身長が目立ちます。その後，二次性徴が来れば身長のスパートが始まります。両親のどちらかが，同じように「おくて」だったということも多いから，家族歴を確認しましょう。

検査と診断

▶ どのように診断するの？

1 血液検査

　血液中の成長ホルモン値は日内変動が大きいため，血液検査では変動の少ない IGF-1（ソマトメジン C と同義）を測定します（図7）。甲状腺機能低下症も低身長症をきたすため，甲状腺ホルモンも検査します。

2 尿検査

　早朝尿中の成長ホルモン値は，前夜に分泌された成長ホルモン量を反映しています。

3 手根骨 X 線検査

　骨年齢を調べます（図8）。

図7 ホルモン分泌と骨の成長

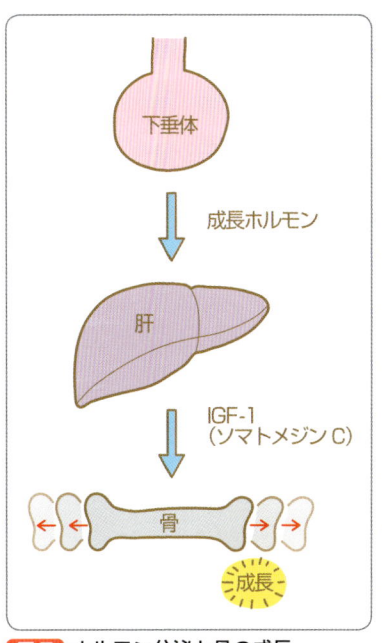

成長ホルモンは下垂体から分泌され，その刺激により肝臓が骨の成長をうながすIGF-1を作ります

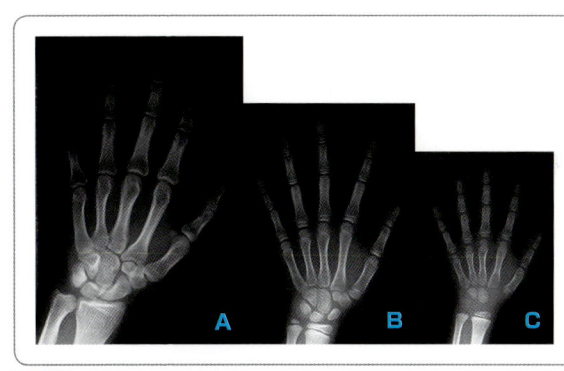

写真は，**A** 成人，**B** 7歳6か月の健常児，**C** 7歳6か月の成長ホルモン分泌不全性低身長症の患児の左手のX線写真。

C の骨年齢は3歳6か月相当で，実年齢よりも遅延していることがわかる。

図8 手根骨X線検査

4 頭部（下垂体）MRI検査

　成長ホルモンを分泌する下垂体の低形成や，腫瘍がないかなどを確認

②低身長　189

します。
5 染色体検査

染色体異常症による低身長が疑われる例で行います。

6 成長ホルモン分泌負荷試験

成長ホルモンの分泌をうながす薬剤を投与し，成長ホルモン分泌量が増加するか，一定時間おきに採血をして測定します。1日に5〜8回ほどの採血が必要となるため，採血用の静脈ラインをキープし，逆流採血を行います（図9）。

薬剤は，1日1種類，朝食前に投与して検査します。

以下に，各薬剤を投与する際の注意点をまとめます。

・クロニジン（経口）

血圧が下がることがあります。活気がない，眠い，悪心を訴える場合は血圧を測定し，担当医に相談しましょう。

・アルギニン（点滴静注）

まれにアナフィラキシーを起こすことがあります。点滴中はこまめに様子を確認しましょう。

・L-DOPA（経口）

嘔気・嘔吐が起こることがあります。安静でおさまることが多いですが，ひどいときは担当医に相談しましょう。

・グルカゴン（皮下注射）

投与後30分くらいで一時的に血糖値が上昇したあと，インスリン分泌により血糖値が下がります。頻脈・冷汗・顔色不良・意識障害などの低血糖症状が出現した場合は，血糖測定を行って速やかに担当医に相談し，必要に応じて検査を中止し糖分補充を行います。念のため，静注用の20％ブドウ糖や補食を用意しておくとよいでしょう。

・インスリン（静脈内注射）

投与後15〜40分くらいで血糖値が下がり始めます。注意点はグルカゴンのときと同様ですが，それ以上に低血糖症状が出やすい検査です。担当医には，病棟またはすぐにかけつけられる場所で待機してもらうようにしましょう。

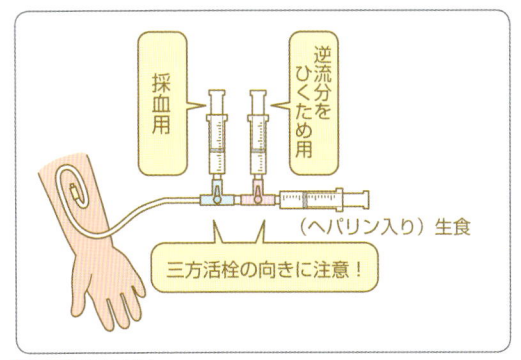

図9 逆流採血

😟 毎日薬剤が変わるし，採血回数も多いから間違えないようにしないとね。

👩‍⚕️ 入院で検査を行うところでは，クリニカルパスを作成しているところも多いわね。パスがない場合は，投薬時間や採血のチェックリストを自分で作成して，もれがないようにしましょう。

(治療)

▶ 治療法は？

成長ホルモン補充療法を行います。

成長ホルモン分泌不全性低身長症やプラダー・ウィリー症候群，ターナー症候群，軟骨無形成症，SGA性低身長症などでは，成長ホルモン補充療法の適応があります。週6〜7日，皮下注射を行います。注射の部位は糖尿病のインスリン注射と同じです〔→ p.185参照〕。

家族性低身長症や思春期遅発症が疑われるために，成長ホルモン補充療法を行わない場合も，外来で定期的に成長や二次性徴の状態をチェックしていきます。

参考文献
1) 立花克彦：小児内分泌学，第2章-C.成長障害の鑑別と診断の進め方，日本小児内分泌学会 編．診断と治療社，2009．

3 肥満

疾患の基礎知識

▶ どんな疾患なの？

　肥満は，過度の体脂肪が蓄積されている状態であり，肥満度＋20％以上で，かつ有意に体脂肪率が増加した状態のことをいいます[1]（**図10**）。

> 肥満曲線があると，肥満度の計算をしなくてもだいたいの肥満度がわかるから便利ね。ほかにも肥満の指標はあるの？

> 乳児ではカウプ指数，学童ではローレル指数，そして成人ではおなじみのBMIも肥満の程度を表す数値です。ただし，小児でBMIがあまり使われないのは，標準体重や標準身長が年齢によって大きく変わるからです。
> 学童期の肥満は，大部分が成人肥満に移行するから，早期に発見して治療を開始することが大切です。

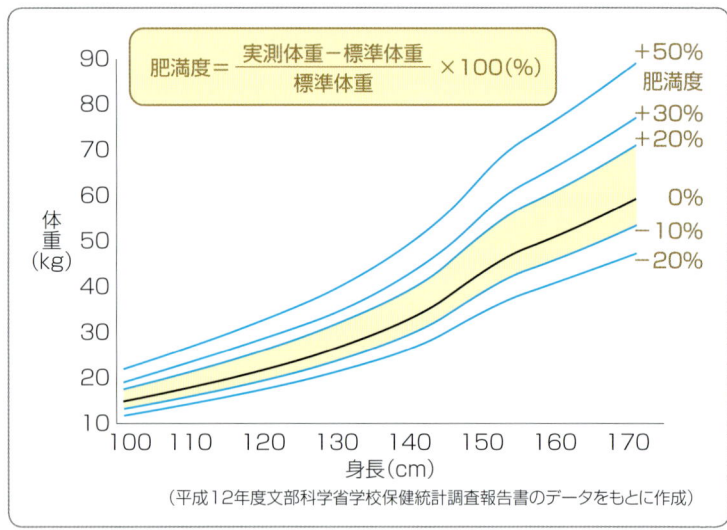

$$肥満度 = \frac{実測体重 - 標準体重}{標準体重} \times 100 (\%)$$

（平成12年度文部科学省学校保健統計調査報告書のデータをもとに作成）

図10 学童用肥満度判定曲線（女子）

肥満は基礎疾患をもたない単純性肥満と，基礎疾患のある症候性肥満（二次性肥満）とに分けられます。症候性肥満は，例えばクッシング病，甲状腺機能低下症，プラダー・ウィリー症候群，脳腫瘍，心疾患や腎疾患に伴う運動制限によるものなどがあげられますが，これらでは原疾患のケアが優先となります[1]。そこで，この項では，単純性肥満について解説していきます。

　単純性肥満は，過度のエネルギー摂取や運動不足が主な原因ですが，両親が肥満の場合，子どもも肥満となる確率が高いことから，発症には環境要因以外にも何らかの遺伝因子が関わっている可能性があると考えられています。

▶ どんな症状がみられるの？

　体重・体脂肪率の増加に加え，高血圧，睡眠時無呼吸，2型糖尿病，脂肪肝，高脂血症（脂質異常症），高尿酸血症，続発性無月経などの合併症を伴うことが多いです[2]（図11）。肥満が疑われたら，定期的な血液検査や血圧測定を行って経過をみていきます。

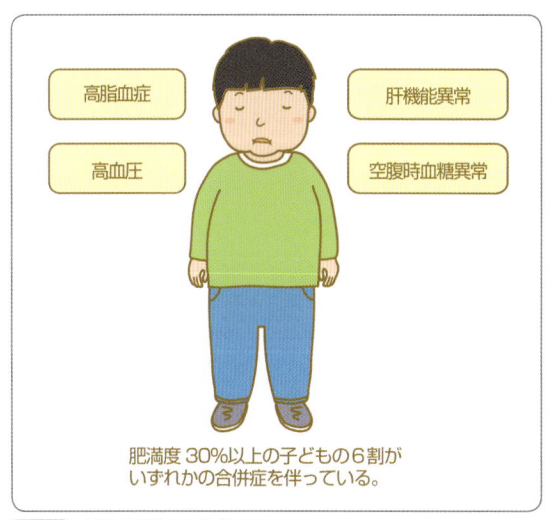

高脂血症
肝機能異常
高血圧
空腹時血糖異常

肥満度30%以上の子どもの6割がいずれかの合併症を伴っている。

図11 小児の肥満と合併症

👦 肥満とメタボリックシンドロームは，どう違うの？

👩‍⚕️ メタボリックシンドロームは，肥満のほかにも合併症を伴い，動脈硬化を起こしやすい病態のことで，ある一定の基準を満たすと診断されます。その基準とは，腹囲の増大に加えて①中性脂肪上昇やHDLコレステロール低下，②高血圧，③高血糖のうち2項目以上を有する場合です。これに当てはまりそうな子どもは心筋梗塞や脳梗塞などの動脈硬化性の疾患に特に注意が必要で，状態改善のために積極的に治療を開始する必要があります。

治療

▶ 治療法は？

肥満に対しては，栄養指導，運動療法，生活習慣の改善を行います。合併症に対しては，必要に応じて薬物投与などを行っていきます。肥満が改善すれば，合併症も改善することがほとんどです。医師，ナースに加え，栄養士，理学療法士などを含めたチーム医療が中心となります。

👦 肥満が原因で，学校でいじめにあったり，不登校になる子どももいるわね。

👩‍⚕️ そうね。本人は，医療とは直接関係がないと思って，主治医には伝えていないかもしれません。でもこれも重要な，肥満の合併症なのです。必要に応じて，心理相談やカウンセリングなどもあるので，チームで情報を共有していきましょう。

参考文献
1) 朝山光太郎，ほか：小児肥満の判定基準—小児適正体格検討委員会よりの提言．肥満研究8(2)，p.96-103，2002．
2) 大木由加志，ほか：(小児肥満とメタボリックシンドローム) 小児肥満検診の意義．小児内科38(9)，p.1558-1561，2006．

12 新生児の疾患

新生児の疾患の基本

▶ 適応生理

「新生児」は「赤ちゃん」の医学用語ではなく,「生まれてからの4週間」と明確な定義があります。それは,ついこの前まで世界そのものだった母親の胎内から,独り立ちをするための最も大切な準備期間に相当するからです。この間の変化は,1年近くも過ごした羊水の中からほぼ一瞬にして上陸を果たすほどに激しいので,用意万端整っていなければ上手くは運びません。ちょうどよい頃(妊娠37〜41週)に,ちょうどよい体格(AFD)であることが大切で,予定より早すぎる(早産)のはもちろん,遅すぎ(過期産)てもいけない,小さすぎ(LFD)ても大きすぎ(HFD)ても注意が必要です(図1)。「ちょうどよい」から遠ざかるほど,わずかな不注意でも重大な結果を招くことになります。

▶ 新生児の疾患

新生児の病気は生まれつき(先天異常)でない限り,誕生という環境の大転換への順応の失敗,あるいは遅延に由来します。しかもその多くが,日常のちょっとした隙に乗じて起こり,時に将来を左右することすらあるので,後々まで注意を怠るわけにはいきません。

▶ 新生児医療の三大原則

保温,栄養,感染防止の3つに集約できます。まず,胎内(母親の体温)と比べてずいぶん低い環境温度で生活が始まるので,自身の努力で体温を保つ必要があります。ようやくそれが整えば,次はおっぱいを呑んで体力をつけたいところですが,消化や吸収が安定して体重が増えるまでは,心許ない抵抗力で病原体からの攻撃も心配です。母乳には,そんな不安を埋めるように消化酵素や免疫物質がたくさん含まれてはいるものの,やはり授乳と衛生面には十分な配慮が不可欠なのです。

図1 新生児の分類

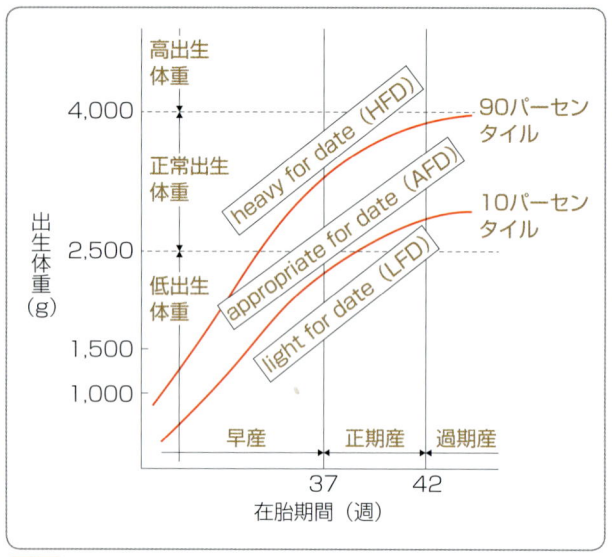

グラフ内:
- 出生体重(g): 4,000 / 2,500 / 1,500 / 1,000
- 高出生体重 / 正常出生体重 / 低出生体重
- heavy for date (HFD) — 90パーセンタイル
- appropriate for date (AFD)
- light for date (LFD) — 10パーセンタイル
- 在胎期間（週）: 早産 / 正期産 / 過期産（37, 42）

👦 いくら医療が発達しても，三大原則は決しておろそかにできない基本中の基本なのね。

👩‍⚕️ その通り。それに診察のときは，妊娠中から出産までの問題だけでなく，母親の普段の生活や持病のことも併せて考える習慣をつけておきましょう。たとえ今は何でもなくても，隠れた異常や可能性のある事態に備えておくのです。新生児医療の本質は，起きてしまった病気の治療よりむしろ，事前の危機回避にあるんですよ。

▶ 症状と検査

　新生児の疾患は，しばしば展開が急なので早期発見・治療が重要です。しかし，症状が多彩で初めのうちほど微妙であいまいなうえ，むやみに検査を行うわけにもいかないので，丁寧な診察（視診，聴診，触診）があらためて大切なのです。

> 新生児は言葉で訴えないから，異変に気付くのが遅れそう！

> 本当に病気なら必ず何かサインがあるはずです。それに気付くのがベテランナースです。最も初期のかすかな異常徴候は，「なんとなく様子がおかしい（not doing well）」としか表現できないものです。身近で接する母親の漠然とした違和感にも，よく耳を傾けましょうね。

▶ 新生児の治療

　注射や投薬だけでなく，新生児が本来もっている回復力を最大限に引き出すのも大事な治療です。立て続けの検査や処置のあとは，ほんの少しの安静でも大いに意味があります。痛くて辛い処置が長引くほど，さらに状態が悪化しかねない彼らを，優しく上手に扱うのも看護の技の見せ所です。処置中の保温など，ベテランナースが見せるちょっとした気配りは，知識と経験と冷静な判断に基づいています。検査結果を待たず，あるいはそれを待てずに治療が開始となることもまれではありません。与える薬の種類や分量，医療機器の動作設定が正確であるためには，刻々と変化する所見と次々に明らかになる情報をいち早く整理し，事態の全容を見渡さなければなりません。経過によっては，新たな事態（合併症）が発生し，大幅な方針変更を迫られることもあるので，検査では分析不能な診察所見（表情や活発さなど）の変化も読み取ることが大切です。

> 本人が何も言えないので，家族の解釈や感情が介入するのが小児科，特に新生児医療の特徴です。かわいそうでもその検査や処置がどうしても必要なら，言葉と時間を尽くしてきちんと説明すること。急場であるほど，普段からの信頼関係が欠かせないものよ。

> 家族が極端に悲観的や楽観的だと，ナースは悩むことも多いわよね。

> そこは専門職として，正しい理解に導かないとね。立ち向かうべきは赤ちゃんの病気，元気になってほしい思いは一緒なのだから。

新生児の疾患の基本

1 呼吸障害

疾患の基礎知識

▶ どんな疾患なの？

羊水中で生活している胎児は，胎盤を介して母体から酸素を供給され，母体へ二酸化炭素を排出しており，自分の肺を使って呼吸をする必要がありません。産まれてきて初めて，自分の力で呼吸を始めます。

通常，新生児では出生直後，第一啼泣から呼吸はスムーズに確立され，子宮内の生活から胎外への生活へ適応していきますが，この適応過程で何らかの理由により呼吸の確立が困難となる場合，新生児の呼吸障害として治療を行います。その頻度は高く，NICUに入院する患児の大多数は呼吸障害に対する治療が必要であるといわれています。

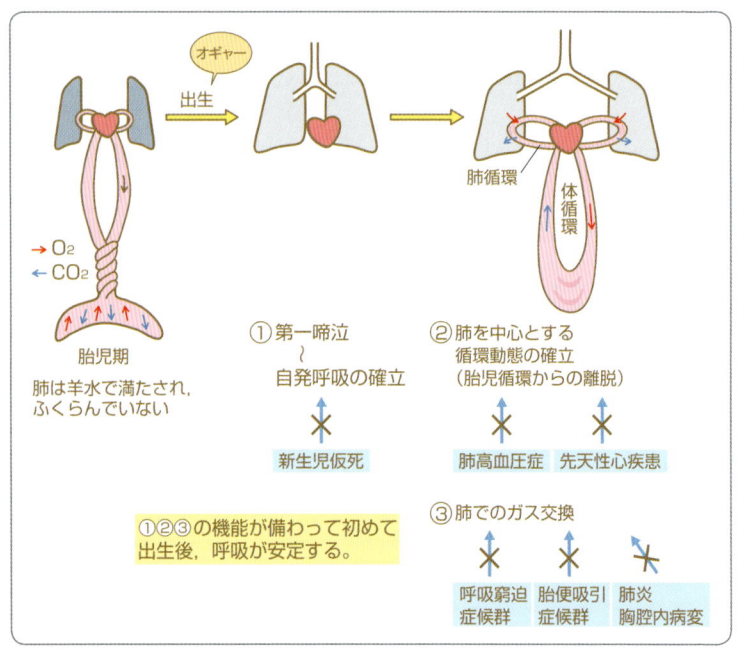

図2　呼吸障害の原因

呼吸障害の原因は様々で，肺だけでなく，心疾患，中枢神経疾患，感染症などによる呼吸障害もまれではないため，診断にあたっては多方面からの検索が必要となります（図2）。

呼吸障害が続くと，どんな問題が起こるの？

通常，呼吸運動によって体内の酸素分圧，二酸化炭素分圧は一定に保たれています。呼吸障害が続くと体内のガス分圧の調整が上手くいかず，低酸素血症や高二酸化炭素血症が引き起こされます。ガス交換ができなくなると，チアノーゼが出現してしまいます。異常を見逃さないためには，パルスオキシメータや経皮的酸素・二酸化炭素分圧モニターを用いて酸素飽和度（SpO$_2$）や酸素分圧（PaO$_2$），二酸化炭素分圧（PaCo$_2$）を経時的にモニタリングする必要があります。

▶ どんな症状がみられるの？

1 多呼吸
呼吸障害があると深呼吸がしにくくなるため，浅い呼吸を頻回に行い酸素を取り込もうとします。

2 鼻翼呼吸
鼻孔を広げて気道抵抗を下げて，酸素を取り込みやすくします。

3 陥没呼吸
肺がふくらみにくいと，胸郭が内側にへこむような呼吸になります（図3）。さらに陥没呼吸が悪化すると，吸気時に胸郭が膨隆せずに腹部が膨隆するシーソー様呼吸を認めます。

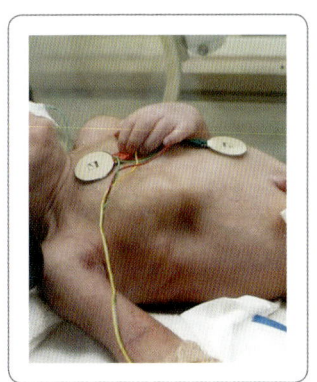

図3 陥没呼吸

4 呻吟（しんぎん）

息を吐くことで肺胞が虚脱しやすくなる場合に，自分で素早く声門を閉じ加減にすることにより，呼気終末陽圧を高めて肺が虚脱するのを防ぎます。ウーウーとうなるような声が聞こえます。

5 無呼吸

中枢神経系疾患による中枢性の無呼吸と，気道狭窄や分泌物による閉塞性の無呼吸に分けられます。無呼吸が続くと徐脈を伴うこともあります。

呼吸障害があるときは，どのような観察，ケアが必要なの？

低体温や高体温で多呼吸・呻吟を認めたり，腹満があるために呼吸障害が助長されることも，臨床ではよく経験することです。患児のおかれている状況を把握し，改善してあげることがとても大切です。

身体的なケアによって，改善できるの？

体位によっても新生児の呼吸は影響を受けやすくなります。体位を整えることで症状が改善することもあります。呼吸状態を含め，全身状態を観察しやすいのは仰臥位（仰向け）だけれど，腹臥位（うつぶせ）のほうが，呼吸は安定しやすくなります[1]。1回換気量，分時換気量，呼吸仕事量，肺のコンプライアンス（ふくらみやすさ）が腹臥位のほうがよくなります。腹臥位で呼吸管理をすることは呼吸機能を改善させ，ひいては酸素化を改善させます。ただし，SIDS（乳幼児突然死症候群）防止のため，患児の状態を観察し，モニターを付けることも忘れずに。

検査と診断

▶どのように診断するの？

1 胸・腹部X線検査

呼吸障害の鑑別診断のためには胸・腹部X線検査は不可欠で，肺や縦隔の病変を把握することが可能です。ほかにも腸管ガス像や骨格の異常が診断の手がかりとなることもあるので，X線検査で写っている部位すべてに目を凝らして見る必要があります。

2 超音波検査

呼吸障害の原因は肺だけではありません。心疾患を鑑別するためには心エコーを,頭蓋内病変を鑑別するためには頭部エコーも実施します。

3 血液検査

血液検査で感染症などのチェックも行います。同時に血液ガス分析を行うことで低酸素血症,高炭酸ガス血症やアシドーシスの程度を知ることができ,病態の把握が可能です。

4 妊娠・分娩経過の情報

これらの検査のほかに,新生児の呼吸障害では,在胎週数,前・早期破水の有無,羊水の量・性状,母体合併症の有無,分娩様式などの妊娠・分娩経過も重要な情報となります（**表1**）。

治療

▶治療法は？

呼吸障害の原因によって,治療は異なります。例えば,早産でサーファクタント〔→ p.203参照〕不足による呼吸障害であればサーファクタント補充,肺炎のときには抗生物質投与などの治療を行います。原因によらず呼吸障害全般において,血液ガスを一定範囲内に保つ治療を行い,アシドーシスや低酸素血症による恒久的な障害を防ぐことが優先されます。

チアノーゼが続くときには酸素投与を行います。酸素投与だけでSpO_2が維持できない場合や努力様呼吸症状が続く場合には,nasal CPAP（ネーザル シーパップ）または nasal DPAP（ネーザル ディーパップ）を装着し,肺胞・末梢気道に一定の陽圧を加えることにより肺胞が虚脱するのを防ぎます（**図4**）。

それでも呼吸障害が持続するときには気管挿管を行い,人工呼吸管理を要することもあります。

表1 妊娠・分娩経過から病気を予見するための情報

早産児	肺サーファクタント不足による呼吸窮迫症候群
羊水混濁	胎便吸引症候群,肺炎
長期にわたる破水	肺炎,感染症
帝王切開	新生児一過性多呼吸

加湿器

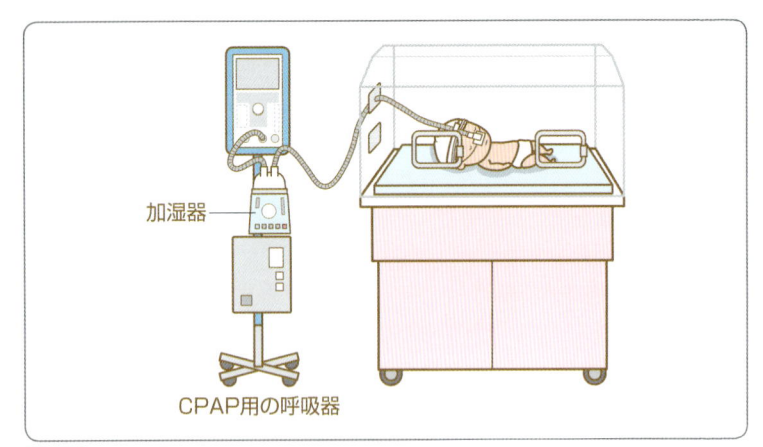

CPAP用の呼吸器

図4 n-DPAP

🧑 多呼吸が続くとき，母乳（ミルク）を開始しても大丈夫？

👩‍⚕️ 経口哺乳により呼吸状態が悪化したり，誤嚥の可能性もあるので，呼吸状態が安定するまでは経口哺乳は行いません。多呼吸がおさまってきたら経鼻胃管で注入します。
生後すぐは胃チューブを口から挿入します。鼻から胃チューブを挿入すると鼻呼吸の妨げになってしまうからです。

参考文献
1) 上中保博,山崎俊夫,増田恵子,ほか：人工換気中の新生児の体位による呼吸機能の変化について．小児科臨床 47（8），p.1795-1799, 1994.

もう少し詳しく

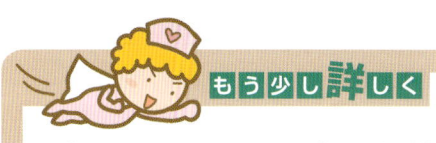

肺サーファクタント（界面活性物質）と表面張力

　肺サーファクタントとは，肺がスムーズに拡張，収縮するために必要な成分です。肺サーファクタントの働きについて理解するには，表面張力との関連を知っておく必要があります。

■水の表面は伸びにくく，膜を張るような力が働きます。これが表面張力です。

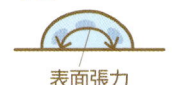

　水玉
　表面張力

■そこに界面活性物質を含む水（石鹸水や洗剤など）をたらすと，表面張力が弱まって，水は広く伸展します。

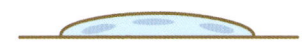

■肺も同じです。肺胞は球形なので，そこに発生する表面張力は，肺胞を虚脱させる（つぶす）方向に働きます。この力に対抗するのが，界面活性物質であるサーファクタントです。サーファクタントのおかげで，肺は虚脱せずに拡張，伸展することができるのです。

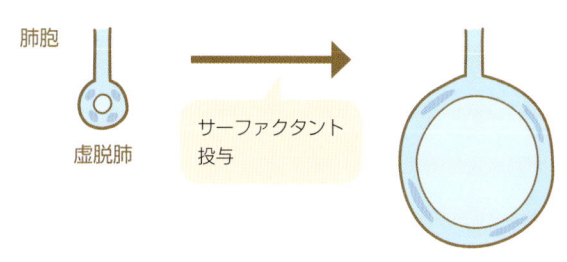

肺胞

虚脱肺　　サーファクタント投与　　拡張，伸展

2 新生児黄疸

疾患の基礎知識

▶ **どんな疾患なの？**

黄疸はヘモグロビンの代謝産物であるビリルビンが血液中に増加し，皮膚，眼球結膜などの組織が黄染して見える状態です。新生児の黄疸は，新生児医療において最も多く遭遇する疾患で，程度の差はあれ，ほとんどすべての新生児にみられます。それが「生理的黄疸」なのか「病的黄疸」なのか，治療が必要かを見極めることが重要です。

1 生理的黄疸

成熟児では日齢2～3に視診でも皮膚の黄染に気が付くようになり，日齢4～5をピークに，1週間を過ぎると黄疸は徐々に軽減していきます。

2 新生児高ビリルビン血症

血清ビリルビン値が生理的上昇範囲を越えて高値になると，治療が必要となります。

3 溶血性黄疸

血液型不適合などが理由で，赤血球が壊れやすく，ビリルビン値が急上昇するもので，治療を行います。

このなかで治療対象となる黄疸は 2 と 3 ですが，特に，①生後24時間以内に黄疸を認める場合，②急速にビリルビン値が上昇する場合，③ビリルビン値が異常高値の場合，④生後2～3週間たっても黄疸が続く場合には注意深い管理が必要です。

病的黄疸を放っておくと，ビリルビンが血液脳関門を通って脳の神経細胞に沈着し，中枢神経障害を起こす核黄疸（ビリルビン脳症）へ進展する危険があるため，早期に発見し対応することが求められます（図5）。

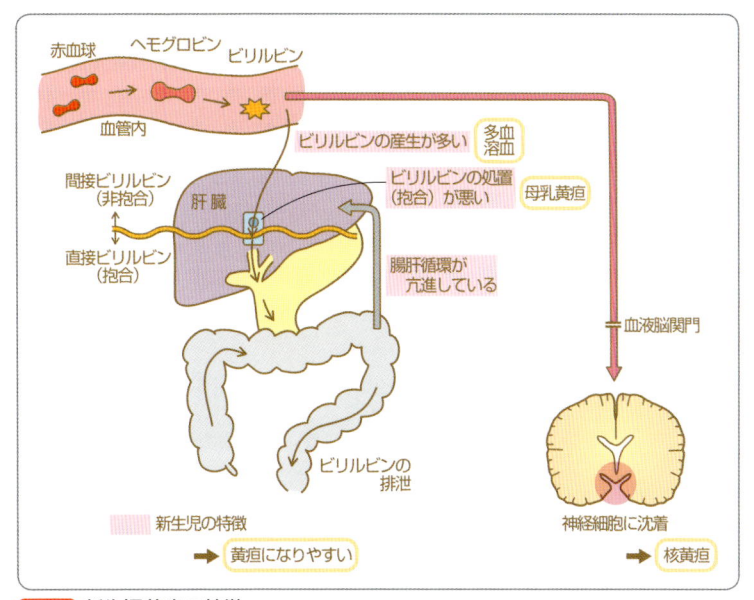

図の内容:
- 赤血球 → ヘモグロビン → ビリルビン
- 血管内
- ビリルビンの産生が多い 〔多血/溶血〕
- 間接ビリルビン（非抱合） ⇔ 直接ビリルビン（抱合）
- 肝臓
- ビリルビンの処置（抱合）が悪い 〔母乳黄疸〕
- 腸肝循環が亢進している
- ビリルビンの排泄
- 血液脳関門
- 神経細胞に沈着 → 核黄疸
- ピンク：新生児の特徴 → 黄疸になりやすい

図5 新生児黄疸の特徴

👦 生理的範囲を越えた黄疸がある場合の、観察やケアのポイントを教えて！

👩‍⚕️ 溶血性黄疸以外で治療を必要とする場合（上記2）、脱水傾向や便秘傾向にある患児もいます。まず、頻回授乳により脱水やカロリー不足を予防すること。それとともに、腸蠕動を改善し、排便回数を増やすことが必要です。

👦 なぜ排便回数を増やすことが必要なの？

👩‍⚕️ 長い時間、便が腸管にとどまっていると、せっかく腸管に捨てたビリルビンが再吸収されてしまうからです。

👦 特に黄疸に注意しなければいけない赤ちゃんは？

👩‍⚕️ 血液型 Rh 不適合（母親 Rh（－）で父親 Rh（＋））で2回目以降

の出産の場合や，ABO不適合（母親がO型で父親がO型以外）の場合は黄疸が出やすいのよ。

出生前の情報から予測ができるのね。

ほかにも，頭血腫，帽状腱膜下血腫を認める場合も溶血が亢進し，ビリルビンの産生量が増え，黄疸が急激に進行することがあります。感染症でも急激に黄疸が進行するから注意が必要ね。

検査と診断

▶ どのように診断するの？

生後数日以内の新生児は視診でも皮膚の黄染に気が付きますが，黄疸レベルを視診だけで判断することは難しいので，経皮ビリルビン測定器を用いることで客観的に経時的な黄疸の推移を評価することができます[1]（図6）。

経皮ビリルビン測定器での値が高いとき，実際に採血をして血清ビリルビン値（総・間接・直接）や核黄疸の発症に関与するといわれるアンバウンドビリルビン値を確認します。

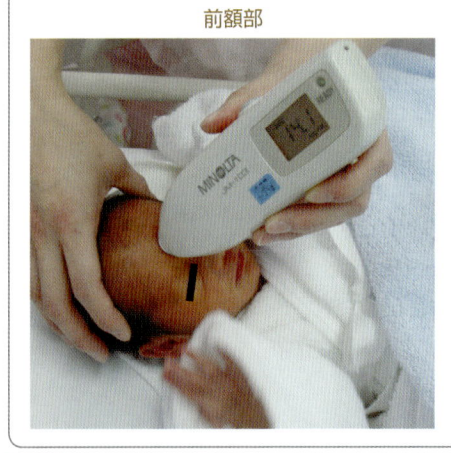

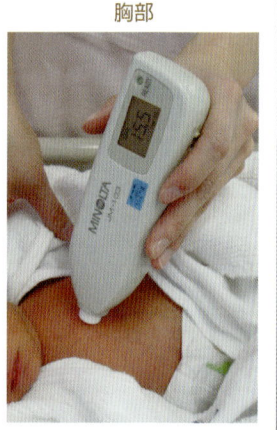

前額部　　　　　　　　　　胸部

図6 経皮ビリルビン測定

赤血球が壊れて生じた間接ビリルビンは，肝細胞中でグルクロン酸抱合されて直接ビリルビンに変わります。多血，溶血では間接ビリルビン自体の量が増え，母乳黄疸は肝細胞でのグルクロン酸抱合が抑制されるため，間接ビリルビンが高値を示します。一方，胆道閉鎖や新生児肝炎では直接ビリルビンが高値を示します（図5）。

> 同じ時間に，経皮ビリルビン測定器で前額部と胸部で測ってみたら，値にズレがあるみたい。これってなんで？

> 黄疸の程度は，顔面から増強し，次第に下肢に広がります[2]。同時にすべての部位に出現するわけではありません。ただし，前額部では自然光線や照明の光エネルギーの影響によって皮膚ビリルビンが減少しやすいために，値が低くなることがあります。

治療

▶治療法は？

　新生児に日光や青い光を当てると黄疸が軽減することから，Cremerらにより光線療法が開発されました[3]。この治療法が確立し，日本でも治療適応基準がいくつか出されています。

　図7[4]から，低出生体重児であればあるほど，日齢が早ければ早いほど，核黄疸に注意しないといけないことが読みとれます。

　強力な光エネルギーを求めて，保育器の台を上げて光源に患児を近付けることで光線療法の効果を上げることは日常的に頻用されています（図8）。

　光源をベッドに設置し，患児を寝かせて背部から光を照射する装置もあります（ビリベッド）。

　光線療法は持続照射が行われることが多く，12〜24時間ごとに測定する血清ビリルビン値の低下をみて，治療をいつまで継続するか判断します。溶血性黄疸以外では24時間の光線療法で効果を認めることがほとんどですが，溶血性黄疸の場合はそれより長く，2〜3日間にわたって光線療法が必要となる症例もあります。さらに，光線治療を行っても改善しない，急激に進行する早発型の溶血性黄疸では交換輸血を行うこともあります。

```
(mg/dL)
```

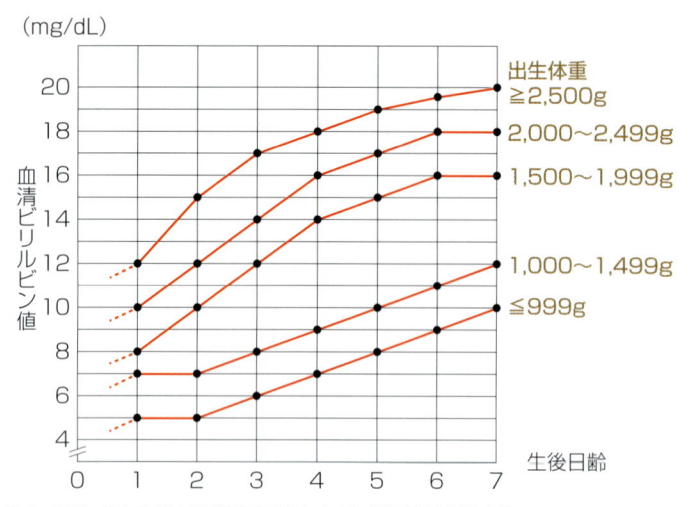

血清ビリルビン値								出生体重
20								≧2,500g
18								2,000〜2,499g
16								1,500〜1,999g
14								
12								1,000〜1,499g
10								≦999g
8								
6								
4								

生後日齢 0 1 2 3 4 5 6 7

注1：日齢，出生体重から基準線を越えたときに光線療法を開始する。
 2：下記に示す核黄疸発症の危険因子が存在する場合は1段低い基準線を越えたときに光線療法を開始する。
   ①周生期仮死（5分後アプガースコア≦3）
   ②呼吸窮迫（PaO_2≦40mmHgが2時間以上持続）
   ③アシドーシス（pH≦7.15）
   ④低体温（直腸温＜35℃が2時間以上持続）
   ⑤低蛋白血症（血清蛋白≦4.0g/dLまたはアルブミン≦2.5g/dL）
   ⑥低血糖
   ⑦溶血
   ⑧敗血症を含む中枢神経系の異常徴候
 3：中止基準
   その日齢における開始基準値よりビリルビン値が2〜3mg/dL低下した場合に中止する。

（井村総一：溶血性黄疸．周産期医学27（増刊号），p.564，1997より引用）

図7 光線療法の適応基準

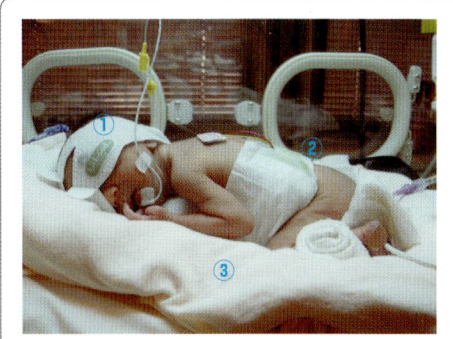

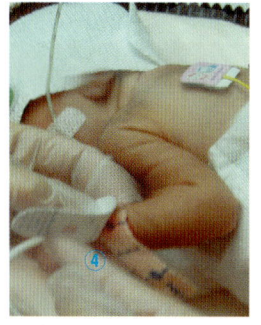

① 網膜保護のためのアイマスク
② 性腺保護のためのオムツ：オムツをしても照射野は広く取れるように工夫する。
③ ポジショニングや安静のために用いるリネン類なども，照射を遮らないようにする。
④ SpO_2 モニターの遮光：光線療法の光が SpO_2 モニターセンサーの感知に影響するため，遮光する。

図8 保育器での光線療法

> 光線療法中止後にビリルビン値が再上昇（リバウンド）することはあるの？

> 光線療法中止後に再度治療が必要となる症例があることは過去にも報告されています[5]。特に，血液型不適合による黄疸や日齢2以内に治療を開始した症例，頭血腫など出血を伴う黄疸，早産児では強いリバウンドをきたすことがあります[5,6]。治療を中止したあと，経皮ビリルビン測定器でチェック，あるいは採血でビリルビン値をチェックすると安心です。

参考・引用文献
1) 山内芳忠, 山内逸郎：経皮的ビリルビン濃度測定法―正確度, 信頼性の検討. 日本新生児学会雑誌 19（3）, p.384-391, 1983.
2) 柳貴英, 丸尾良浩, 楠田聡：産科における新生児管理. 周産期医学 37（10）, p.1275-1280, 2007.
3) Cremer RJ, Perryman PW, Richards DH. Influence of light on the hyperbilirubinaemia of infants. Lancet 1（7030）: p.1094-1097, 1958.
4) 井村総一：溶血性黄疸. 周産期医学 27（増刊号）, p.564, 1997.
5) Kaplan M, Kaplan E, Hammerman C, et al：Post-phototherapy neonatal bilirubin rebound: a potential cause of significant hyperbilirubinaemia. Arch Dis Child 91（1）, p.31-34, 2005.
6) 川上 義：Term・Near term 児の黄疸の管理. 周産期医学 37（10）, p.1281-1284, 2007.

INDEX

数字

- Ⅰ音 ……………………… 69
- 1型糖尿病 ……………… 181
- 1次止血 ………………… 165
- Ⅱ音の固定性分裂 ……… 71
- 2型糖尿病 ………… 181, **182**
- 2次止血 …………… 163, **165**
- 3次止血 …………… 163, **165**
- Ⅲ度房室ブロック ……… 87
- 21トリソミー …………… 24
- 24時間心電図 …………… 88

欧文

- A型インフルエンザ ……… 38
- A群β溶連菌 ……… 103, **43**
- AD/HD（注意欠陥・多動性障害）…………………… 128
- AFD ……………………… 195
- ALL（急性リンパ性白血病）…………………… 144
- Alport症候群 …………… 102
- AML（急性骨髄性白血病）…………………… 144
- ANCA関連腎炎 ………… 152
- Ann Arbor分類 ………… 106
- ASD（心房中隔欠損）…… 70
- B型インフルエンザ ……… 38
- BCG接種部位の発赤 …… 89
- Becker型筋ジストロフィー ………………… 129, **132**
- Blast …………………… 145
- BMI ……………………… 192
- BTシャント ……………… 79
- CML（慢性骨髄性白血病）…………………… 144
- CNSループス …………… 172
- CoA（大動脈縮窄症）…… 74
- crackles ………………… 49
- CTG反復 ………………… 134
- Dance徴候 ……………… 93
- DCカウンターショック … 88
- DIC（播種性血管内凝固症候群）…………………… 163
- DNA ……………………… 18
- Duchenne型筋ジストロフィー …………………… 129
- dystrophy ……………… 129
- EBウイルス ……………… 42
- ECD（心内膜床欠損症）… 80
- FAB分類 ………………… 145
- fine crackles …………… 49
- Gowers徴候 …………… 131
- HFD ……………………… 195
- HSP（アレルギー性紫斑病）…………………… 177
- IgA腎症 ……… 102, **104**, 107
- IGF-1 …………………… 188
- ITP（特発性血小板減少性紫斑病）……………… 33, **161**
- Jatene手術 ……………… 83
- JCS（ジャパン・コーマ・スケール）………………… 15
- Kaup指数 ……………… **2**, 192
- Kugelberg-Welander病 …………………… 136
- LCH（ランゲルハンス細胞組織球症）……………… 160
- LFD ……………………… 195
- MacBurney圧痛点 ……… 97
- MCH（平均赤血球ヘモグロビン量）………………… 137
- MCHC（平均赤血球ヘモグロビン濃度）……………… 138
- MCV（平均赤血球容積）… 137
- MDS（骨髄異形成症）… 144
- MODY（モディー）……… 182
- MR混合ワクチン …… 30, 34
- Murphy分類 …………… 152
- nasal CPAP …………… 201
- nasal DPAP …………… 201
- not doing well ………… 197
- OGTT（経口ブドウ糖負荷試験）…………………… 183
- OSAS（閉塞性睡眠時無呼吸症候群）………………… 59
- PAH（フェニルアラニン水酸化酵素）…………… 21, 22
- PDA（動脈管開存）……… 72
- RSウイルス ……………… 51
- SGA性低身長症 …… 187, 191
- SIDS（乳幼児突然死症候群）…………………… 200
- SLE（全身性エリテマトーデス）…………………… 171
- ── の採血検査項目 … 174
- ── の診断基準 ……… 172
- SLE腎炎 ………………… 106
- SSSS（ブドウ球菌性熱傷様皮膚症候群）…………… 46
- stridor …………………… 50
- TGA（完全大血管転位症）82
- TOF（ファロー四徴症）… 77
- VSD（心室中隔欠損）…… 67
- Werdnig-Hoffmann病 … 136
- Wheeze ………………… 49
- Wilms腫瘍 ……… 102, 155, 156, **157**
- WPW症候群 ……………… 86

和文

あ

- 悪性腫瘍 ………………… 155
- 悪性リンパ腫 ……… **150**, 155
- 朝のこわばり …………… 167
- アシクロビル …………… 32
- アシドーシス …………… 200
- アセトン血性嘔吐症 …… 98
- アセトン臭 ……………… 98
- アテトーゼ型 …………… 127
- アデノイド …………… 48, **59**
- アデノイド顔貌 ………… 60
- アデノウイルス ………… 91
- アナフィラクトイド紫斑病 …………………… 177
- アヒル歩行 ……………… 131
- アミノ酸代謝異常症 …… 22
- アルブミン尿 …………… 184
- アルポート症候群 ……… 102
- アレルギー ……………… 54
- ── 性疾患 ……………… 166
- ── 性紫斑病（HSP）… 177
- ── マーチ ……………… 61

い

- 維持・強化療法 ………… 146
- 意識障害 ……… 113, 117, 183
- ── の評価 ……………… 15
- 異食症 …………………… 139
- イチゴ舌 ……………… **43**, 89
- イチゴジャム様の血便 … 92
- 一過性骨髄無形成発作 … 41

遺伝子 ･････････････････ 18
遺伝子病 ･････････････ 19, 22
インスリン ････････････ 181
―― の注射部位 ･･･････ 185
咽頭扁桃 ･･･････････ 48, 59
咽頭扁桃炎 ･･･････････ 51
インフルエンザ ････････ 37
―― ウイルスの構造 ･･･ 37
―― 桿菌 ･･･ 56, 58, 113, 116
―― 治療薬 ･････････ 39
―― 脳症 ･･････････ 39

――― う ―――
ウイルス感染 ･･･････ 27
ウイルス性胃腸炎 ････ 91
ウイルス性髄膜炎 ･･ 113, 116
ウィルムス腫瘍
 ･･･････ 102, 155, 156, **157**
ウェルドニッヒ - ホフマン病
 ･････････････････ 136
右室優位 ･･････････ 85
運動発達 ･･････････ 3
運動負荷心電図 ････････ 88

――― え ―――
栄養所要量 ･･･････････ 7

――― お ―――
黄色ブドウ球菌 ････････ 45
嘔吐 ･･･････ 91, 92, 97, 98, 113
横紋筋肉腫 ･････････ 158
オーバーラップ症候群 ･･･ 172
おたふくかぜ ････････ 35
おでき ･････････････ 45

――― か ―――
カウプ指数 ･･････････ **2**, 192
過換気 ･･････････ 183
過期産 ･････････････ 195
下気道 ･････････ 48, 51
芽球 ･･････････････ 145
核黄疸 ･･･････････ 204
学習障害 ･･････････ 128
拡張期血圧 ･･･････ 13, 14
学童期 ･････････････ 2
下垂体低形成 ･･･････ 189
家族性腫瘍 ･･････････ 160
家族性低身長症 187, 188, 191
家族性良性血尿 ･･･････ 102
肩呼吸 ･････････････ 54

カタル期 ･･････････ 29
滑膜 ･･････････････ 167
カテーテルアブレーション治療
 ･････････････････ 88
かにの爪サイン ･･･････ 94
ガリウムシンチグラフィー
 ･････････････････ 154
ガワーズ徴候 ･･････ 131
川崎病 ･･････････ **89**, 168
寛解, 悪性リンパ腫 ･･ 154
寛解, 白血病 ････････ 147
寛解導入療法 ････････ 146
肝芽細胞腫 ･･････ 156, **158**
間質性肺炎 ････････ 51
関節炎 ･･･････ 167, 169
関節型, 若年性特発性関節炎
 ･････････････ 166, 167
関節痛 ･･････････ 178
間接ビリルビン ･･ 205, 207
感染症 ･････････････ 27
完全大血管転位症（TGA）82
間代発作 ･････････ 122
がんと遺伝子 ････････ 160
冠動脈瘤 ･･････････ 90
陥没呼吸 ･･････ 12, 50, **199**
顔面肩甲上腕型筋ジストロフィー
 ･････････････････ 133

――― き ―――
期外収縮 ･･･････ 10, **85**, 86, 88
気管支 ･････････････ 48
気管支炎 ････････････ 51
気管支喘息 ････････ 53
木靴心 ･････････････ 78
奇形腫 ･････････････ 158
起座呼吸 ･･･････ 13, 54
キス病 ･････････････ 42
気管狭窄 ････････････ 57
機能性心雑音 ････････ 68
逆流採血 ･･････････ 190
キャピラリーリフィル ･･ 109
吸気時喘鳴 ･･･････ 56, 58
急性胃腸炎 ･･････････ 91
急性骨髄性白血病（AML）
 ･････････････････ 144
急性糸球体腎炎 ･･･････ 103
急性虫垂炎 ･･････ 6, **96**
急性脳症 ････････････ 38

急性リンパ性白血病（ALL）
 ･････････････････ 144
急速進行性糸球体腎炎 ･･･ 106
強化療法 ･････････ 146
凝固因子 ･････････ 165
―― の異常 ･･････ 163, 179
強直間代発作 ････････ 122
強直発作 ･･････････ 122
共通房室弁 ･････ 80, 81
虚脱肺 ･････････････ 203
筋萎縮 ･･･････ 133, 134
筋強直 ･････････････ 134
―― 性ジストロフィー ･ 133
筋緊張異常 ･･･ 125, 127
筋緊張性ジストロフィー ･ 133
筋ジストロフィー ････ 129
筋疾患 ･････････････ 129
筋性防御 ････････････ 97
筋力低下 ･･･ 131, 133, 134

――― く ―――
クインケの浮腫 ･･････ 178
空気感染 ･･････････ 27
空気整復 ･･･････････ 94
クーゲルベルク - ヴェランダー病
 ･････････････････ 136
クスマウル呼吸 ･･････ 183
口呼吸 ･･････････ 60
ぐにゃぐにゃ乳児 ････ 133
くも膜 ･････････････ 113
―― 下腔 ････････ 113
グラム陽性 ･･･････ 45
クループ症候群 ････････ 56

――― け ―――
経口感染 ･････････ 28
経口ブドウ糖負荷試験
 （OGTT）･･････ 183
痙直型 ･････････････ 127
経皮ビリルビン測定 ･･ 206
けいれん ･･････ 113, 117
けいれん発作後睡眠 ･･ 117
血圧測定 ･･････････ 13
血圧の基準値 ･････ 14
血液型不適合 ･･ 205, 209
血液疾患 ･･････････ 137
血液のがん ････ 144, 151
血管神経性浮腫 ･･････ 178
血管性紫斑病 ････････ 177

血小板減少 ……… 161, 163
欠神発作 ……………… 122
血尿 ………………… 100
── 症候群 ………… 102
血便 ………………… 91, 92
ケトアシドーシス ……… 183
ケトン臭 ……………… 183
ケトン体 ……………… 98
下痢 ………………… 91
ケルニッヒ徴候 …… 113, 114
健康保因者 …………… 22
原虫感染 ……………… 27
犬吠様咳嗽 …………… 56
顕微鏡的血尿 ………… 100

こ

高圧浣腸 ……………… 94
口囲蒼白 ……………… 43
口蓋扁桃 …………… 48, 59
抗がん剤の副作用 …… 147
交換輸血 …………… 207
抗凝固療法 ………… 90, 164
高血圧 ………………… 14
高血圧性脳症 ………… 103
高血糖 ……………… 183
膠原病 ……………… 177
高サイトカイン血症 …… 116
光線過敏 ……………… 171
光線療法 …………… 207
── の適応基準 …… 208
好中球減少 …………… 147
高調性の断続性ラ音 …… 49
抗てんかん薬の副作用 … 124
喉頭 ………………… 48
── 蓋炎 …………… 56
高二酸化炭素血症 …… 199
高拍出性心不全 ……… 65
紅斑 ………………… 40
広汎性発達障害 ……… 128
項部硬直 ………… 113, 114
硬膜 ………………… 113
呼吸器疾患 …………… 48
呼吸窮迫症候群 …… 198, 200
呼吸困難 …………… 54, 56
呼吸障害, 新生児 …… 198
呼吸数 ……………… 11
呼吸性不整脈 ………… 10
呼吸の異常 …………… 12
呼吸のリズム ………… 11

固形腫瘍 …………… 155
骨芽細胞腫 ………… 159
骨腫瘍 ……………… 156
骨髄異形成症（MDS）… 144
骨髄検査 …………… 145
骨髄穿刺 …………… 168
骨髄抑制 …………… 147
骨肉腫 ………… 156, **158**
骨年齢 ……………… 188
言葉の発達 …………… 4
コドン ……………… 18
コプリック斑 ………… 30

さ

サーファクタント …… 200
再寛解導入療法 ……… 146
細気管支 …………… 48
── 炎 ……………… 51
細菌感染 ……………… 27
細菌性胃腸炎 ………… 91
細菌性髄膜炎 …… 113, 116
再生不良性貧血 … 137, **141**
鎖肛 ………………… 25
嗄声 ………………… 56
左右短絡 ……………… 67
サラセミア ………… 137
猿線 ………………… 25
三肢麻痺 …………… 126
酸素投与 …………… 75, 81

し

ジアゼパム坐薬 …… 119, 120
シーソー様呼吸 …… 199
耳下腺の腫脹 ………… 35
地固め療法 ………… 146
自家中毒 ……………… 98
糸球体腎炎 ………… 102
糸球体性血尿 ……… 100
刺激伝導系 ………… 84
自己抗体 ………… 171, 183
自己免疫疾患 ……… 172
四肢麻痺 …………… 126
思春期 ……………… 2
── 遅発症 … 187, 191, **188**
支持療法 …………… 147
ジストロフィー ……… 129
ジストロフィン …… 129, 132
持続皮下インスリン注入療法
……………………… 185

シックデイ ………… 186
失調性呼吸 …………… 12
紫斑 ……… 145, 161, 177, 178
── 病性腎炎 ……… 178
脂肪髄 …………… 141, 142
若年性関節リウマチ …… 166
若年性特発性関節炎 …… 166
ジャパン・コーマ・スケール
（JCS） …………… 15
周期性嘔吐症 ………… 98
周期性呼吸 …………… 12
収縮期血圧 ………… 13, 14
収縮期雑音 ……… 69, 139
十二指腸狭窄 ………… 25
終夜ポリグラフィー …… 60
腫瘍性増殖 ………… 144
出血傾向 ……… 145, 161, 165
受動免疫 …………… 36
循環器疾患 ………… 62
上衣腫 ……………… 159
消化器疾患 …………… 91
上気道 …………… 48, 51
小球性低色素性貧血 …… 137
症候性てんかん ……… 121
症候性肥満 ………… 193
猩紅熱 ……………… 43
少呼吸 ……………… 12
上室性不整脈 ………… 85
常染色体 …………… 18
── 異常 …………… 19
── 優性遺伝 ……… 133
── 優性遺伝病 …… 19
── 劣性遺伝 ……… 21
── 劣性遺伝病 …… 19
小児がん ………… 155
小児高血圧基準値 …… 14
小児喘息 …………… 53
食中毒 ……………… 47
徐呼吸 ……………… 12
徐脈 ………………… 10
── 性不整脈 …… 86, 88
── の症状 ………… 87
腎炎の3主徴 ・・**102**, 103, 106
心音聴取 …………… 65
呻吟 ……………… 13, 200
真菌感染 ……………… 27
神経芽細胞腫 … 155, 156, **157**
神経膠腫 …………… 159

神経疾患 ………………… 112
人工呼吸管理 …………… 200
人工乳 ……………………… 7
心雑音 ………………… 69, 71
心室細動 ……………… 86, 88
心室性期外収縮 ………… 86
心室性不整脈 …………… 85
心室粗動 ……………… 86, 88
心室中隔欠損（VSD）… 67
腎生検 …………………… 173
新生児 …………………… 195
── 黄疸 ………………… 204
── 肝炎 ………………… 207
── 期 …………………… 2
── 高ビリルビン血症 ‥204
── 早期 ………………… 2
── マス・スクリーニング
 ……………………………… 22
腎臓疾患 ………………… 99
腎臓の働き ……………… 99
心停止 …………………… 86
心電図 …………………… 85
心内膜炎 ………………… 69
心内膜床欠損症（ECD）… 80
心不全 …………………… 62
心房細動 ………………… 86
心房性期外収縮 ………… 85
心房粗動 ………………… 86
心房中隔欠損（ASD）… 70
心房中隔裂開術 ………… 83

す
髄液所見 ………………… 115
髄芽細胞腫 ……………… 159
髄腔内注射（髄注）…… 146
水痘 ……………………… 31
── の臨床経過 ………… 31
髄膜 ……………………… 113
── 炎 …………………… 112
── 刺激症状 …… 113, 114
水様性下痢 ……………… 91
スキャモンの発育発達曲線・5
ステロイドパルス療法
 ………………… 105, 106, 109
── の副作用 ………… 105

せ
正球性正色素性貧血 …… 137
星細胞腫 ………………… 159

精神遅滞 ………………… 125
性染色体 ………………… 18
── 異常 ………………… 19
成長期の区分 …………… 2
成長の評価 ……………… 2
成長ホルモン ……… 188, 190
── 分泌不全性低身長症
 ………………… 187, 188, 191
── 補充療法 ………… 191
生理的黄疸 ……………… 204
咳 ………………………… 54
── とともに吐く ……… 52
脊髄進行性筋萎縮症 …… 136
癤（せつ） ……………… 45
赤血球指数 ……………… 137
接触感染 ………………… 28
絶対性不整脈 …………… 11
染色体異常症 ………… 187
染色体不分離 …………… 24
全身型，若年性特発性関節炎
 ………………… 166, 168
全身性エリテマトーデス
 （SLE） ………………… 171
全身性血管炎 …………… 177
喘息の診断 ……………… 55
先天異常 …………… 18, 34
先天奇形 ………………… 18
先天性風疹症候群 …… 20, 34
先天代謝異常症 ………… 19
全般発作 ………………… 122
喘鳴 ………………… 50, 54
線溶 ……………… 163, 165

そ
臓器の発達 ……………… 5
造血幹細胞 ……… 141, 144
── 移植 ……… 143, **148**, 154
造血細胞の減少 … 141, 142
早産 ……………………… 195
巣状糸球体硬化症 ……… 108
粗大運動 ………………… 4
ソマトメジンC ………… 188
蹲踞（そんきょ） ……… 78

た
ターゲットサイン ……… 93
ターナー症候群‥ **26**, 187, 191
ターナー女性 …………… 26
第一啼泣 ………………… 198

体温 ……………………… 14
── 測定 ………………… 15
── の基準値 ………… 15
胎芽病 …………………… 20
大球性高色素性貧血 …… 137
胎児水腫 ………………… 41
胎児病 …………………… 20
代謝性アシドーシス …… 183
体循環 …………………… 62
帯状疱疹 …………… 31, 32
大泉門膨隆 ………… 113, 114
大動脈縮窄症（CoA）… 74
胎便吸引症候群 …… 198, 200
ダウン症 ………………… 24
唾液腺の腫脹 …………… 35
多呼吸 …………… 12, 54, 199
脱毛 ……………………… 148
脱力発作 ………………… 122
単純型熱性けいれん …… 118
単純性肥満 ……………… 193
単純部分発作 …………… 122
断続性ラ音（断続性複雑音）
 ……………………………… 49
胆道閉鎖 ………………… 207
蛋白尿 …………………… 100
単麻痺 …………………… 126

ち
チアノーゼ
 54, 56, **64**, 75, 77, 81, 83, 200
知的障害 ………………… 128
注意欠陥・多動性障害
 （AD/HD） …………… 128
虫垂炎 …………………… 96
中枢神経感染症 ………… 112
腸管壊死 ………………… 94
蝶形紅斑 ………………… 171
腸重積 …………………… 92
直接ビリルビン …… 205, 207
貯蔵鉄 ……………… 138, 140

つ
対麻痺 …………………… 126

て
低血糖 …………………… 186
低酸素血症 ………… 199, 200
低身長 ………………… 26, **187**
低調性の断続性ラ音 …… 49
低補体血症 ………… 103, 108

鉄欠乏性貧血 ……… 137, **138**
　── の赤血球 ………… 140
鉄剤 ……………………… 141
デュシェンヌ型筋ジストロフィー
　…………………………… 129
てんかん ………118, **121**, 125
伝染性紅斑 ………………… 40
伝染性単核球症…………… 42
伝染性膿痂疹 ……………… 45
テント下腫瘍 …………… 159

───── と ─────

頭蓋咽頭腫 ……………… 159
洞結節 …………………… 84
橈骨動脈 …………………… 9
糖質代謝異常症…………… 22
動静脈混合型 …………… 65
糖尿病 ……………… 101, **181**
　── 性ケトアシドーシス 183
登攀性起立 ……………… 131
洞不全症候群 …………… 86
動脈管開存（PDA）……… 72
動脈管の管理 …………… 73
動脈管の閉鎖によるショック
　…………………………… 75
動揺性歩行 ……………… 131
特発性血小板減少性紫斑病
　（ITP）………………33, **161**
特発性てんかん………… 121
特発性肺ヘモジデローシス
　…………………………… 138
突発性発疹 ……………… 36
とびひ …………………… 45
トリソミー ……………… 24
努力呼吸 …………… 12, 50

───── な ─────

内分泌代謝疾患………… 181
泣き入りひきつけ ……… 123
軟骨無形成症 ……… 187, 191
難治性てんかん………… 121
なんとなく様子がおかしい
　…………………………… 197
軟膜 ……………………… 113

───── に ─────

肉眼的血尿 ……………… 100
肉腫 ……………………… 155
二次性全般化発作 ……… 122
二次性徴 …………… **2**, 26, 188

二次性肥満 ……………… 193
二峰性発熱 ……………… 29
日本脳炎ウイルス ……… 113
乳児期 …………………… 2
乳幼児突然死症候群（SIDS）
　…………………………… 200
尿の役割 ………………… 100
尿崩症 …………………… 101
尿量の異常 ……………… 101
尿路性血尿 ……………… 100

───── ね ─────

ネーザル シーパップ …… 201
ネーザル ディーパップ … 201
熱性けいれん …………… 117
ネフローゼ症候群 ……… 107
　── の診断基準 ……… 107
粘液便 …………………… 91
粘血便 …………………… 91

───── の ─────

ノイラミニダーゼ阻害薬 ‥ 38
脳炎 …………… 112, 113, 116
脳腫瘍 ……………155, 156, **159**
脳症 …………… 112, 113, 116
脳性麻痺 ………………… 125
脳ヘルニア ……………… 115
ノロウイルス …………… 91

───── は ─────

バーキットリンパ腫 …… 150
肺炎 ……………………… 51
肺炎球菌 …………… 113, 116
配偶子病 ……………19, 24
肺血流減少型 …………… 65
肺サーファクタント 200, **203**
胚細胞腫瘍 ……………… 159
肺循環 …………………… 62
バイタルサイン…………… 9
肺胞 ……………………… 48
　── の虚脱 …………… 13
はかない発疹 …………… 166
はしか …………………… 29
播種性血管内凝固症候群
　（DIC）………………… 163
白血化 …………………… 144
白血球数 ………………… 101
白血病 …………………… 144
　── 細胞 ……………… 145
発達障害 ………………… 128

パッチ閉鎖術 …………… 71
晩期合併症，悪性リンパ腫
　…………………………… 154
晩期合併症，白血病 146, **149**
汎血球減少 ………… 142, 145
半月体形成性糸球体腎炎 ‥ 106
伴性劣性遺伝 ……… 132, **130**
反跳痛 …………………… 97

───── ひ ─────

鼻咽頭炎 ………………… 51
皮下出血 ………………… 161
微細運動 ………………… 4
微小変化群 ……………… 107
脾臓摘出術 ……………… 162
ヒトパルボウイルス B19‧ 40
ヒトヘルペスウイルス …… 36
非ホジキンリンパ腫 …… 150
飛沫感染 ………………… 27
肥満 ……………………… 192
　── 曲線 ……………… 192
びまん性大細胞型 B 細胞リン
　パ腫 …………………… 150
病原体の種類 …………… 27
病的黄疸 ………………… 204
病理診断名 ……………… 102
鼻翼呼吸 ………… 13, 50, 199
ビリベッド ……………… 207
ビリルビン ……………… 204
　── 脳症 ……………… 204
貧血 ……………………… 137
頻呼吸 …………………… 12
頻脈 ……………………… 10
　── 性不整脈 ………… 85
　── の症状 …………… 87

───── ふ ─────

ファロー四徴症（TOF）… 77
風疹 ……………………… 33
フェニルアラニン水酸化酵素
　（PAH）……………… 21, 22
フェニルケトン尿症 …… 21
フェリチン ……………… 140
フォーエス（SSSS）…… 46
フォローアップミルク …… 8
複雑型熱性けいれん …… 118
複雑部分発作 …………… 122
腹痛 ………………92, 97, 98
副伝導路 ………………… 86

215

腹膜炎 ･････････････････ 97
浮腫 ･････････････････ 108
不顕性感染 ･･････････････ 35
不随意運動型 ･･･････････ 127
不整脈 ････････････････ 84
ブドウ球菌感染症 ･･････････ 45
ブドウ球菌性熱傷様皮膚症候群（SSSS）･･････････ 46
部分発作 ･･････････････ 122
プラダー・ウィリー症候群 ･････････････ 187, 191
プロスタグランジン E_1 ････ 76
フロッピーインファント ･ 133
憤怒けいれん ･･･････････ 123

――― へ ―――
平均赤血球ヘモグロビン濃度（MCHC）･･･････････ 138
平均赤血球ヘモグロビン量（MCH）･･････････････ 137
平均赤血球容積（MCV）･ 137
閉塞性睡眠時無呼吸症候群（OSAS）･･･････････ 59
ペースメーカー ･･･････････ 88
ベッカー型筋ジストロフィー ･･･････････ 129, **132**
ヘノッホ・シェーンライン紫斑病（HSP）･･･････ 177
ヘルペスウイルス ･･･････ 113
ヘルペス脳炎 ･･･････････ 116
ペンシルサイン ･･････････ 57
片麻痺 ･････････････ 126, 127

――― ほ ―――
蜂窩織炎 ･･････････････ 45
房室結節 ･･････････････ 84
房室ブロック ･･･････････ 86
乏尿 ････････････････ 101
ホジキンリンパ腫 ･････････ 150
発作性上室性頻拍 ･･････ 86, 88
発疹期 ･････････････ 29, 30
母乳 ･･･････････････････ 7
―― 栄養児の貧血 ･･････ 139
―― 黄疸 ･･･････････ 205, 207
―― 不足のサイン ･･････････ 8
ホルター心電図 ･･････････ 88

――― ま ―――
マイコプラズマ ･･･････････ 51
膜性腎症 ･････････････ 108

膜性増殖性糸球体腎炎 ･･･ 108
麻疹 ･････････････････ 29
―― の臨床経過 ･･････････ 29
マックバーニー圧痛点 ･･･ 97
末梢循環不全 ･･･････････ 109
麻痺の部位，程度 ･･････ 126
マルク ･････････････････ 145
マンシェット ･･･････ 13, 14
慢性骨髄性白血病（CML）･･･････････ 144

――― み ―――
ミオトニア ･･･････････ 134
ミオトニン蛋白質キナーゼ遺伝子 ･･･････････ 134
水ぼうそう ･････････････ 31
三日麻疹 ･･････････････ 33
ミトコンドリア異常症 ･･･ 182
未分化大細胞型リンパ腫 ･ 150
脈拍 ･･･････････････････ 9
―― 測定 ･･････････････ 10
―― の異常 ･･･････････ 10

――― む ―――
無害性心雑音 ･･･････････ 68
むくみ ･･････････････ 108
無呼吸 ･････････････ 12, 200
ムンプスウイルス ･････････ 35

――― め ―――
メタボリックシンドローム ･･･････････････ 194
免疫 ･･･････････････ 6, 54
―― 抑制剤 ･･･････････ 176
―― 抑制療法 ･････････ 143
面疔 ･･････････････････ 45

――― も ―――
盲腸 ･･･････････････ 6, 96
網膜芽細胞腫 ･･･ 155, 156, **159**
モディー（MODY）･････ 182

――― や ―――
ヤコビ線 ･･････････････ 115

――― ゆ ―――
溶血性黄疸 ･･･････ 204, 207
溶血性貧血 ････････････ 41

――― よ ―――
癰（よう）･････････････ 45

幼児期 ････････････････ 2
幼若細胞 ･･････････････ 145
腰椎穿刺 ･････････ 114, 115
溶連菌感染症 ･･･････････ 43

――― ら ―――
卵円孔 ････････････････ 82
ランゲルハンス細胞組織球症（LCH）･･････････ 160
卵巣機能不全症 ･･･････････ 26

――― り ―――
リウマトイド疹 ･･･････････ 166
離乳 ･･････････････････ 8
―― 食 ･････････････････ 8
流行性耳下腺炎 ･･･････････ 35
療育 ･･････････････････ 25
両片麻痺 ･････････････ 126
両麻痺 ･････････････ 126, 127
リンゴ病 ･･････････････ 40
臨床診断名 ･･･････････ 102
リンパ芽球性リンパ腫 ･･･ 150
リンパ組織の発達 ･･････････ 6
リンパ節 ･････････････ 150
―― 腫脹 ･･････････････ 33
リンパ浮腫 ････････････ 26

――― る ―――
ループス腎炎 ･････････ 172

――― れ ―――
レイノー現象 ･････････ 171
レース状紅斑 ･･･････････ 40
連続性ラ音（連続性複雑音）･･･････････ 49

――― ろ ―――
ローレル指数 ･････････ 192
ロタウイルス ･････････････ 91

――― わ ―――
ワインボトルサイン ･････ 57
ワルダイエルの扁桃輪 ･･･ 59